全国中医药行业高等职业教育"十三五"规划教材

护理学导论

（第二版）

（供护理专业用）

主　编◎高占玲

中国中医药出版社
·北　京·

图书在版编目（CIP）数据

护理学导论 / 高占玲主编 . —2 版 . —北京：中国中医药出版社，2018.8（2021.2重印）

全国中医药行业高等职业教育"十三五"规划教材

ISBN 978 – 7 – 5132 – 4911 – 9

Ⅰ. ①护… Ⅱ. ①高… Ⅲ. ①护理学—高等职业教育—教材 Ⅳ. ① R47

中国版本图书馆 CIP 数据核字（2018）第 079903 号

中国中医药出版社出版

北京经济技术开发区科创十三街 31 号院二区 8 号楼

邮政编码 100176

传真 010–64405721

肥城新华印刷有限公司印刷

各地新华书店经销

开本 787×1092 1/16 印张 11.5 字数 237 千字

2018 年 8 月第 2 版 2021 年 2 月第 3 次印刷

书号 ISBN 978 – 7 – 5132 – 4911 – 9

定价 40.00 元

网址 www.cptcm.com

社 长 热 线 010–64405720

购 书 热 线 010–89535836

维 权 打 假 010–64405753

微信服务号 zgzyycbs

微商城网址 https://kdt.im/LIdUGr

官 方 微 博 http://e.weibo.com/cptcm

天猫旗舰店网址 https://zgzyycbs.tmall.com

如有印装质量问题请与本社出版部联系（010–64405510）

李伏君（千金药业有限公司技术副总经理）

李灿东（福建中医药大学校长）

李建民（黑龙江中医药大学佳木斯学院教授）

李景儒（黑龙江省计划生育科学研究院院长）

杨佳琦（杭州市拱墅区米市巷街道社区卫生服务中心主任）

吾布力·吐尔地（新疆维吾尔医学专科学校药学系主任）

吴　彬（广西中医药大学护理学院院长）

宋利华（连云港中医药高等职业技术学院教授）

迟江波（烟台渤海制药集团有限公司总裁）

张美林（成都中医药大学附属针灸学校党委书记）

张登山（邢台医学高等专科学校教授）

张震云（山西药科职业学院党委副书记、院长）

陈　燕（湖南中医药大学附属中西医结合医院院长）

陈玉奇（沈阳市中医药学校校长）

陈令轩（国家中医药管理局人事教育司综合协调处副主任科员）

周忠民（渭南职业技术学院教授）

胡志方（江西中医药高等专科学校校长）

徐家正（海口市中医药学校校长）

凌　娅（江苏康缘药业股份有限公司副董事长）

郭争鸣（湖南中医药高等专科学校校长）

郭桂明（北京中医医院药学部主任）

唐家奇（广东湛江中医学校教授）

曹世奎（长春中医药大学招生与就业处处长）

龚晋文（山西卫生健康职业学院/山西省中医学校党委副书记）

董维春（北京卫生职业学院党委书记）

谭　工（重庆三峡医药高等专科学校副校长）

潘年松（遵义医药高等专科学校副校长）

赵　剑（芜湖绿叶制药有限公司总经理）

梁小明（江西博雅生物制药股份有限公司常务副总经理）

龙　岩（德生堂医药集团董事长）

　　中医药职业教育是我国现代职业教育体系的重要组成部分，肩负着培养新时代中医药行业多样化人才、传承中医药技术技能、促进中医药服务健康中国建设的重要职责。为贯彻落实《国务院关于加快发展现代职业教育的决定》（国发〔2014〕19号）、《中医药健康服务发展规划（2015—2020年）》（国办发〔2015〕32号）和《中医药发展战略规划纲要（2016—2030年）》（国发〔2016〕15号）（简称《纲要》）等文件精神，尤其是实现《纲要》中"到2030年，基本形成一支由百名国医大师、万名中医名师、百万中医师、千万职业技能人员组成的中医药人才队伍"的发展目标，提升中医药职业教育对全民健康和地方经济的贡献度，提高职业技术院校学生的实际操作能力，实现职业教育与产业需求、岗位胜任能力严密对接，突出新时代中医药职业教育的特色，国家中医药管理局教材建设工作委员会办公室（以下简称"教材办"）、中国中医药出版社在国家中医药管理局领导下，在全国中医药职业教育教学指导委员会指导下，总结"全国中医药行业高等职业教育'十二五'规划教材"建设的经验，组织完成了"全国中医药行业高等职业教育'十三五'规划教材"建设工作。

　　中国中医药出版社是全国中医药行业规划教材唯一出版基地，为国家中医中西医结合执业（助理）医师资格考试大纲和细则、实践技能指导用书、全国中医药专业技术资格考试大纲和细则唯一授权出版单位，与国家中医药管理局中医师资格认证中心建立了良好的战略伙伴关系。

　　本套教材规划过程中，教材办认真听取了全国中医药职业教育教学指导委员会相关专家的意见，结合职业教育教学一线教师的反馈意见，加强顶层设计和组织管理，是全国唯一的中医药行业高等职业教育规划教材，于2016年启动了教材建设工作。通过广泛调研、全国范围遴选主编，又先后经过主编会议、编写会议、定稿会议等环节的质量管理和控制，在千余位编者的共同努力下，历时1年多时间，完成了83种规划教材的编写工作。

　　本套教材由50余所开展中医药高等职业教育院校的专家及相关医院、医药企业等单位联合编写，中国中医药出版社出版，供高等职业教育院校中医学、针灸推拿、中医骨伤、中药学、康复治疗技术、护理6个专业使用。

　　本套教材具有以下特点：

1. 以教学指导意见为纲领，贴近新时代实际

　　注重体现新时代中医药高等职业教育的特点，以教育部新的教学指导意

见为纲领，注重针对性、适用性以及实用性，贴近学生、贴近岗位、贴近社会，符合中医药高等职业教育教学实际。

2. 突出质量意识、精品意识，满足中医药人才培养的需求

注重强化质量意识、精品意识，从教材内容结构设计、知识点、规范化、标准化、编写技巧、语言文字等方面加以改革，具备"精品教材"特质，满足中医药事业发展对于技术技能型、应用型中医药人才的需求。

3. 以学生为中心，以促进就业为导向

坚持以学生为中心，强调以就业为导向、以能力为本位、以岗位需求为标准的原则，按照技术技能型、应用型中医药人才的培养目标进行编写，教材内容涵盖资格考试全部内容及所有考试要求的知识点，满足学生获得"双证书"及相关工作岗位需求，有利于促进学生就业。

4. 注重数字化融合创新，力求呈现形式多样化

努力按照融合教材编写的思路和要求，创新教材呈现形式，版式设计突出结构模块化、新颖、活泼，图文并茂，并注重配套多种数字化素材，以期在全国中医药行业院校教育平台"医开讲－医教在线"数字化平台上获取多种数字化教学资源，符合职业院校学生认知规律及特点，以利于增强学生的学习兴趣。

本套教材的建设，得到国家中医药管理局领导的指导与大力支持，凝聚了全国中医药行业职业教育工作者的集体智慧，体现了全国中医药行业齐心协力、求真务实的工作作风，代表了全国中医药行业为"十三五"期间中医药事业发展和人才培养所做的共同努力，谨此向有关单位和个人致以衷心的感谢！希望本套教材的出版，能够对全国中医药行业职业教育教学的发展和中医药人才的培养产生积极的推动作用。需要说明的是，尽管所有组织者与编写者竭尽心智，精益求精，本套教材仍有一定的提升空间，敬请各教学单位、教学人员及广大学生多提宝贵意见和建议，以便今后修订和提高。

国家中医药管理局教材建设工作委员会办公室

全国中医药职业教育教学指导委员会

2018 年 1 月

为了更好地贯彻落实《国家中长期教育改革和发展规划纲要（2010—2020年）》《关于加快发展中医药现代职业教育的意见》和《中医药现代职业教育体系建设规划（2015—2020年）》精神，推动中医药高职高专教育的发展，培养中医药类高素质技术技能型人才，提升中医药职业教育对全民健康和地方经济的贡献度，在国家中医药管理局教材建设工作委员会办公室的组织规划下，按照全国中医药高职高专院校各专业的目标，确立本课程的教学内容并编写了本教材。

护理学导论是引导学生明确护理学的基础理论及学科框架，了解护理学及其发展趋势的一门重要专业基础课程，是学生学习护理专业必须掌握的知识和技能的基础。

本教材遵循护理专业培养目标，以尽量满足高职高专院校的教学要求和临床护理工作对护理人才知识、能力、素质的要求为宗旨，与护理岗位能力需求和全国护士执业资格考试接轨，以现代护理观为指导，以人的健康为中心，以护理学基本概念的具体内涵为框架，按照现代护理学特点来选择和组织教材内容。

全书共分九个模块，模块一，认识护理专业（高占玲、李晓倩）；模块二，护士与患者（谢玉先）；模块三，护理学支持理论（刘长红、施雪晖）；模块四，护理学理论（李艳）；模块五，护理程序（李艳）；模块六，健康教育（林晓莉）；模块七，护理职业道德与伦理（杨娟）；模块八，多元文化与护理（彭荣翠）；模块九，护理与法律（许家萍）。为便于学生对护理理论的学习和理解，每个模块设置了案例导入，突出了理论和实践的结合。

教材的编写参考和吸收了国内外有关文献的观点和方法，博采众长。同时得到各位编者及其单位的大力支持，在此表示诚挚的谢意。

受时间和水平限制，疏漏和不足之处在所难免，诚恳希望使用本教材的师生、读者及护理界同仁提出宝贵意见，以便修订完善。

《护理学导论》编委会

2018年2月

目录

扫一扫，看课件

模 块 一
认识护理专业

【学习目标】

掌握护理学的概念、现代护理学发展阶段的主要特点及护理学的四个基本概念。

熟悉护理学的任务、护理工作方式。

了解护理学发展史、护理学的性质和范畴、南丁格尔对护理事业的贡献。

案例导入

王某，男，18岁，在家人建议下报考了护理专业，被某专科学校录取，入校后接受了专业教育，对护理专业有了初步认识，但对护理学的实践范畴还不明确。

思考：护理学的发展经历了哪几个阶段？如何理解护理学的四个基本概念？

护理学是最古老的艺术，最年轻的专业，其形成和发展与人类社会的进步、文明程度、科学发展等因素密切相关。在长期的抗病害斗争和劳动实践过程中，护理学经历了从简单的清洁卫生到以人的健康为中心的整体护理的发展历程，并在实践、教育、研究中得到充实和完善，逐渐形成了自己特有的理论和实践体系，成为一门独立的学科。2011年3月，护理学科成为医学类一级学科。

项目一 护理学的发展史

一、护理学的形成与发展

（一）人类早期护理

1. 早期护理 自从有人类就有了护理活动，但早期医学及护理并无科学依据。在原始社会中，人类为了谋求生存，在与自然做斗争的过程中，逐渐积累了丰富的生产和生活经验。如火的使用减少了胃肠道疾病的发生，人们逐渐认识到饮食与胃肠道疾病的关系；腹部不适时，用手抚摸可减轻疼痛，于是就形成了原始的按摩疗法；将烧热的石块置于患处可减轻疼痛，即最原始而简单的热疗，逐渐形成了"自我保护"式的医疗照顾。

2. 家庭护理 为了在险恶的环境中求生存，人们逐渐聚居，并按血缘关系组成以家族为中心的部落。这时，人们开始定居组成家庭，进入母系氏族时代，作为母亲，她们凭着慈爱本性和保护家人的责任，借代代相传的经验去照顾家庭中的患者和弱者，常用一些原始的治疗护理方法为伤病者解除痛苦，促进康复，如伤口包扎、止血、热敷、按摩以及饮食调理等，形成了早期的医疗护理活动，并且由自我护理进入"家庭式"医疗照顾模式阶段。

3. 宗教护理 在人类社会的早期，由于当时人类对疾病缺乏科学的认识，常把疾病看成是灾难，因而出现了巫师，他们采用祷告、念咒、放血、冷水泼浇等方法驱除鬼怪以减轻痛苦，治疗疾病。医巫一体和宗教影响是当时护理的重要特征。

（二）中世纪护理

中世纪护理主要受宗教和战争的影响。中世纪的欧洲，由于政治、经济、宗教的发展，战争频繁，伤寒、麻风、丹毒等疫病大肆流行，伤病员增多，迫切需要大量的医生、护士和医院，这对护理工作的发展起到了一定的促进作用，护理逐渐由"家庭式"转向了"社会化和组织化的服务"，形成了宗教性、民族性及军队性的护理社团。13～14世纪，欧洲各国建立了数以百计的大小医院，当时医院条件很差，担任护理工作的多为修女，她们缺乏护理知识，又无足够的护理设备，更谈不上护理管理，护理工作多限于简单的生活照料。

（三）文艺复兴时期护理

约公元1400年，意大利兴起文艺复兴运动，西方国家称之为科学新发现时代，其间建立了许多图书馆、大学、医学院校。从此，近代医学开始走向科学化和专业化，从事护理工作的人员开始接受部分训练，以专门照顾伤病者。1517年的宗教改革导致社会结构与妇女的地位发生变化，护理工作不再由具有仁慈博爱精神的神职人员担任，而是由那些找不到其他工作的人担任，她们既无护理经验又未经培训，缺乏爱心及工作热情，导致护理质量大大下降，护理发展停滞不前，使护理进入了历史上长达 200 年的黑暗时期。

（四）近代护理学

19 世纪，随着科学的发展和医学的进步，护理工作者的地位才有所提高。1836 年，德国牧师西奥多·弗里德尔（Fliedner）在凯撒斯威斯城建立了世界上第一个较为正规的护士训练班，招收满 18 岁、身体健康、品德优良的女性参加护理训练。佛罗伦斯·南丁格尔（Florence Nightingale，1820—1910）（图 1-1）曾在此接受训练。19 世纪中叶，南丁格尔首创了科学的护理专业，这是护理工作的转折点，也是护理专业化的开始。

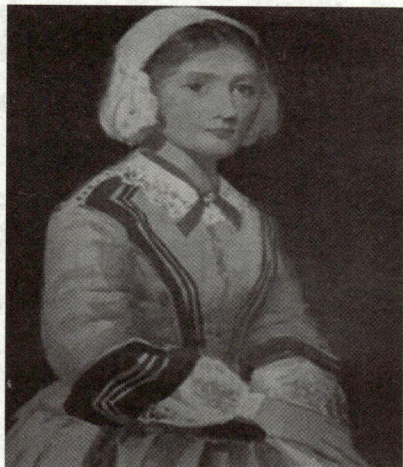

图 1-1　南丁格尔

1. 南丁格尔时期　南丁格尔，英国人，1820 年 5 月 12 日出生于父母旅行之地——意大利的佛罗伦萨。她出生于英国一个名门贵族家庭，受到良好的教育，精通英、法、德、意等多国语言，具有较高的文化修养。她从小受母亲仁慈秉性的影响，少年时代就乐于助人、接济贫困人家。南丁格尔对护理工作有着浓厚的兴趣，长大后经常去看望和照顾附近村庄的穷苦患者和亲友中的病弱者。在从事慈善活动中，她深深体会到社会十分需要训练有素的护士。1850 年，她不顾家庭的阻挠和社会舆论的指责，慕名去了当时最好的护士培训基地——德国的凯撒斯威斯城参加护理训练班的学习，并对英、法、德、意等国家的护理工作进行了考察。1853 年，她又去法国学习护理组织工作。回国后，她被任命为英国伦敦妇女医院院长，从此，开始了她的护理生涯。

1854 年 3 月，英、法等国与俄国爆发了克里米亚战争，当时英军的医疗设备和条件非常落后，大批伤病员由于得不到合理的照料而死亡，病死率高达 42%，这引起了英国民众的极大震惊。南丁格尔获此消息后，立即致函当时的英国陆军大臣，要求自愿率领护士奔赴前线照料伤员。1854 年 10 月，南丁格尔率 38 名护士克服重重困难，抵达战地医院。用募捐到的 3 万英镑为医院添置了药物及医疗设备，改善医院环境，清洗患者伤口，消毒物品，消除虫害，以维持清洁；改善伤员膳食，以增加营养；建立阅览室和娱乐室，重整军中邮务，以便士兵与亲人通信，满足伤员身心两个方面的需求。这些措施使战地医院的状况在短短数月得到了迅速改善，半年后，英国前线伤员的死亡率降至 2.2%。由于她经常手持油灯巡视伤员，安慰那些受伤和生命垂危的士兵，被前线士兵誉为"提灯女神""克里米亚天使"。南丁格尔卓有成效的工作，受到前线官兵和英国本土人民的赞赏，她的功绩不仅被传为奇迹，而且使英国朝野改变了对护士的评价。

1856 年战争结束，南丁格尔返回英国。1907 年，英国国王授予南丁格尔最高国民荣誉勋章，她是英国妇女中第一位受此殊荣者。她毕生献身于护理事业，终身未嫁。1910 年 8 月 13 日南丁格尔逝世，享年 90 岁。为纪念她对护理事业做出的丰功伟绩，1912 年国际护士会成立了南丁格尔国际基金会，向各国优秀护士颁发奖学金供进修学习之用，并将她的生日 5 月 12 日定为国际护士节。国际红十字会设立了南丁格尔奖章，作为各国护士的最高荣誉奖，每两年颁发一次。

2. 南丁格尔对护理学的主要贡献

（1）著书立说奠定专业理论基础：南丁格尔一生写了大量的笔记、书信、报告和论著等。著名代表作是《医院札记》和《护理札记》。《医院札记》主要阐述对改进医院管理及建筑方面的构思、意见及建议。而《护理札记》则阐明自己的护理思想及对护理的建议，尤其是环境、个人卫生及饮食等因素对病人健康的影响。该书被认为是护理工作的经典著作，曾作为当时护士学校的教科书被广泛应用。此外，她的关于福利、卫生统计、社会学等方面的著作，迄今仍有指导意义。

（2）致力于创办护士学校：克里米亚战场的实践，使南丁格尔更加深信护理是科学的事业，护士必须接受严格的科学训练。1860 年，南丁格尔在英国的圣托马斯医院创办了世界上第一所护士学校——南丁格尔护士训练学校，使护理由学徒式的教导成为一种正式的学校教育，为护理教育奠定了基础。南丁格尔认为护理是一门科学的职业，她尝试采用新的护理教育体制和方法来培养护士。1860 ～ 1890 年，学校共培养学生 1005 名，她们遍布英国本土及殖民地和欧洲各国，促进了护理事业的迅速发展。这一时期被称为护理发展史上的"南丁格尔时代"。

（3）开创了科学的护理专业：她认为护理是科学和艺术的结合。她指出：护理使千差万别的患者都能达到治疗和康复需要的最佳身心状态，这本身就是一项最精细的艺术。她还提出了公共卫生的护理思想，重视患者的身心护理，并发表了自己独特的护理环境学说。她的护理理念确立了护理的专业地位和学科地位，推动护理学成为一门独立的学科，为现代护理学的发展奠定了基础。

（4）创立了护理管理制度：南丁格尔首先提出护理系统化的管理方式，强调必须确定相应的政策和适当授权，以使护理人员担负起责任，才能充分发挥护理人员的潜能；在医院护理行政组织机构设立上，要求设立护理部，由护理部主任负责全面的护理管理工作；在医院设备及环境等方面管理上制定相应的管理要求，以促进护理工作效率和护理质量的提高。

（5）强调伦理职业道德修养：南丁格尔注重护理人员的职业道德素养，强调护理伦理及人道主义观念。她认为患者没有高低贵贱之分，要求护士不分民族、种族、信仰、贫富，平等对待每一位患者，为患者提供平等的护理服务。

（五）现代护理学

自南丁格尔首创科学的护理专业以来，护理学科发生了巨大的变化，从护理学的实践和理论研究来看，现代护理学的发展经历了3个阶段。

1. 以疾病为中心的护理阶段　此阶段是现代护理学发展的初期。当时人们虽然逐渐摆脱了宗教和神学的影响，但对健康的认识停留在"健康就是没有疾病，有病就是不健康"的阶段，认为疾病是细菌或外伤引起的机体结构改变或功能异常，因此一切医疗行为都围绕着疾病进行，以消除病灶为根本目标，从而形成了"以疾病为中心"的医学指导思想。受这一思想的影响，协助医生诊断和治疗疾病就成为这一时期指导和支配护理工作的基本理论观点。

此阶段护理特点：①护士必须经过专门的训练，护理已成为专门的职业；②护理从属于医疗，护士是医生的助手；③护理工作的主要内容是执行医嘱和进行各项护理技术操作；④护理忽视了人的整体性，只关注人体局部病灶；⑤护理教育课程类同于医学教育，未体现护理专业特征。

2. 以患者为中心的护理阶段　随着人类社会的进步，自然科学和社会科学都有了新的发展，人的基本需要层次论、系统论等相继提出和确立，为人们重新认识健康与疾病提供了基础。护理理论家罗杰斯提出了"人是一个整体"的观点。1977年，美国医学家恩格尔提出"生物－心理－社会医学模式"。这一新的医学模式引起了健康科学领域认识观的根本变革，护理从"以疾病为中心"开始转向"以患者为中心"的模式。

此阶段护理特点：①强调护理是一个专业，逐步建立了自己的理论知识体系；②护士与医生为合作伙伴关系；③护理工作的内容是应用护理程序对患者实施身、心、社会等全方位的整体护理，解决患者的健康问题，满足患者的健康需求；④护理教育课程设置摆脱了雷同医学教育课程的模式，形成了自己的理论体系；⑤护士的工作场所局限在医院，护理的服务对象局限在患者，护理研究内容仍局限于患者的康复，尚未涉及群体保健和全民健康。

3. 以人的健康为中心的护理阶段　随着社会的发展，疾病谱发生了很大变化。过去威胁人类健康的传染病得到了很好的控制，而与人们生活方式、生活习惯相关的疾病如心脑血管疾病、糖尿病、意外伤害等成为威胁人类健康的主要问题。同时随着社会经济的发展，人们的健康需求也发生了巨大变化，医疗护理服务重点局限在医院患者的现状已很难满足广大人民群众对卫生保健的需求，同时，1978年世界卫生组织（WHO）提出"2000年人人享有卫生保健"的战略目标，使"以人的健康为中心的护理"成为广大护理人员工作的中心和努力的方向。

此阶段护理特点：①护理学发展成为现代科学体系中一门综合自然科学、社会科学知识，应用护理程序独立地为人类健康服务的综合性、应用性学科；②护士的工作场所从医院扩展到了社区、家庭、工厂、幼儿园、老人院或临终关怀医院等所有有人的地方；③护理对象由个体扩展到群体，护理工作的范畴从对患者的护理扩展到对人的生命全过程的护理；④护士角色多元化，护士不仅是医生的合作伙伴，还是健康的教育者、管理者、咨询者、照顾者、患者的代言人等；⑤护理教育有完善的教育体制，有雄厚的护理理论基础，有良好的科研体系，并有专业自主性。

二、中国护理学的发展

（一）中医学与护理

我国医学历史悠久，早期医、药、护是合为一体、密不可分的。中医学理论中"三分治，七分养"中的"养"，实质指的就是护理。在历代的医学书籍中记载了许多与护理相关的知识和技术。如《黄帝内经》记载了疾病与饮食调节、精神因素、自然环境和气候变化的关系，如"肾病勿食盐""病热少愈，食肉则复，多食则遗，此其禁也"；并提出要"扶正祛邪"，即要加强自身的抵抗力以防御疾病；同时也提出了"圣人不治已病治未病"的预防观点。孙思邈所著《备急千金要方》中宣传了不可与人通用衣服、巾、枕的预防观点，并创造了以细葱管导尿的导尿法。宋朝陈自明所著《妇女大全良方》记载了不少妇女产前、产后护理的资料。

（二）中国近代护理

1. 西方护理的传入及影响　中国近代护理始于鸦片战争前后，随着各国军队、宗教和西方医学的进入，中国的护理事业渐渐起步。1835 年，英国传教士巴克尔（P. Parker）在广州开设了第一所西医院，这所医院以短训班的形式开始培训护理人员。1887 年，美国护士麦克奇尼（E.Mckechnie）在上海西门妇孺医院开办护士训练班。1888 年，美国护士约翰逊女士（E. Johnson）在福州医院创办了中国第一所护士学校。

2. 中国近代护理的发展　1909 年，中国护理界的群众性学术团体——中华护士会在江西牯岭成立（1936 年改名为中华护士学会，1964 年改名为中华护理学会）。1920 年，护士会创刊《护士季报》。1920 年，北京协和医学院开办高等护理教育，学制 4 ～ 5 年，毕业学生授予理学学士学位。1922 年，中华护士会加入国际护士会，成为国际护士会第 11 个会员国。1931 年，在江西开办了"中央红色护士学校"。

1934 年，教育部成立护理教育专门委员会，将护理教育改为高级护士职业教育，招收高中毕业生，护理教育纳入国家正式教育体系。1941 年，在延安成立了"中华护士学会延安分会"。毛泽东同志于 1941 年和 1942 年两次为护士题词："尊重护士、爱护护士""护理工作有很大的政治重要性"。

至 1949 年，全国共有 183 所护士学校，3 万多名护士，当时的人口为 6 亿，护士的数量远远不能满足医疗保健及人民健康的需要。

（二）中国现代护理（1949 年至今）

中华人民共和国成立以后，中国卫生事业有了很大的发展，护理事业的发展也进入了一个新的时期。

1. 护理教育体制逐步完善

（1）中等护理教育：1950 年在北京召开了全国第一届卫生工作会议，将护理专业教育列为中级专业教育之一，制定了全国统一的教学计划，并编写统一教材，为国家培养了大批中等专业护士。1966 ～ 1976 年"文革"期间护理教育基本停滞。直到 1978 年，护士学校才开始陆续恢复招生。

（2）高等护理教育：1980 年南京医学院率先开办高级护理专修班。1983 年，教育部和卫生部（现卫生健康委员会）联合召开会议，决定恢复高等护理教育，同年天津医学院（现天津医科大学）首先开设了五年制本科护理专业，学生毕业后获得学士学位。1985 年，全国 11 所高等医学院校设立了护理本科教育。此后其他院校也纷纷开设了四年制或五年制的本科护理专业，据不完全统计，截至 2011 年中国本科护理院系有 200 多所，高职高专教育院校有 400 多所。

（3）硕士护理教育：1992 年，北京、上海等地开始了护理硕士研究生教育。1994 年在美国中华医学基金会的资助下，国内多所大学与泰国清迈大学联合举办了护理研究生班，为我国各院校培养硕士毕业护理人才 123 名。目前全国已有百余个护理硕士学位授予点。2011 年教育部批准开设护理专业研究生教育，目的是为中国培养更多的应用型高级护理人才。

（4）博士护理教育：2003 年第二军医大学成为我国第一个护理学博士学位授予点，2004 年首届招收护理学博士研究生。

（5）岗位教育及继续教育：自 1979 年起，各医疗单位陆续对护士进行了岗位教育，教育手段采取邀请国内外护理专家讲课，选派护理骨干到国内先进的医院进修学习及组织编写相关材料供护理人员学习。1997 年，卫生部继续教育委员会护理学组的成立，标志着我国护理学继续教育正式纳入了国家规范化的管理。

2. 护理管理体制逐步健全

（1）建立健全护理行政管理体系：1950 年，各医院实行科主任负责制，曾一度取消了护理部，使护理质量下降，1960 年又恢复护理部对医院护理工作的管理。但"文革"期间，又再次取消了护理部，取消了医护分工，提倡"医护一条龙"等错误做法，使护理质量下降，护理管理水平下降。

从 1979 年开始，卫生部加强了对护理工作的管理，1986 年卫生部召开了全国首届护理工作会议，会后公布了《关于加强护理工作领导，理顺管理体制的意见》，其中对各级医院护理部的设置做了具体而明确的规定。各级医院健全及完善了护理管理体制，由护理部负责护士的培训、调动、任免、考核、晋升及奖励等，提高了护理人员的素质，保障了护理质量。

（2）建立健全晋升考核制度：1979年，卫生部颁布了《卫生技术职称及晋升条例（试行）》，明确规定了护理专业技术人员的技术职称分为护士、护师、主管护师、副主任护师、主任护师五级，使护理专业具有完善的护士晋升考试制度。

（3）建立护士执业注册制度：1993年3月，卫生部公布了《中华人民共和国护士管理办法》，中国开始有了完善的护士注册及考试制度。1995年6月25日全国举行了首次护士执业考试，考试合格者方可获执业证书并申请注册。护理管理工作正式进入了法制化的轨道。2008年1月23日，国务院第206次常务会议通过了《中华人民共和国护士管理条例》，自2008年5月12日起开始施行。

3. 护理学术活动日益繁荣　中华护理学会是我国最权威的护理学术组织，经常召开护理学术经验交流会、专题学习班、研讨会等，还成立了学术委员会和各专科委员会。1954年创办了《护理杂志》，1981年改名为《中华护理杂志》。此外向全国发行的还有《中华护理教育杂志》《实用护理杂志》等十余种专业学术刊物。随着我国改革开放的日益深入，美国、加拿大、日本、澳大利亚等国的护理专家纷纷来华讲学或进行学术交流，国家及各地每年也选派一定数量的优秀护理人员赴国外进修或攻读学位。各国学术交流的开展活跃了学术气氛，开阔了眼界，缩短了我国护理与国外护理的差距，提高了我国的护理教育水平和护理质量。

4. 护理专业水平不断提高　随着护理教育的恢复和发展，护理人员学术水平和科研能力的提高，现代科学技术的进步，我国的护理专业水平不断提高。大面积烧伤、器官移植、肿瘤护理、重症护理等专科护理开始出现，护理人员也不再局限于医院护理，开始走进社区和其他医疗机构开展护理服务，护理的内容和范围逐渐扩大，加上医学模式的转变，护理人员开始积极探讨以人的健康为中心的整体护理。

三、护理学术团体介绍

学术团体是以从事科学研究，推动科学技术发展为目的的组织，是以知识的继承与创新为目标而进行合理的管理与协调的具有高度自主性的社会实体。具有学术交流主导、技术论证、引荐技术服务、技术开发、沟通信息等功能。

（一）国际护士会

国际护士会（International Council of Nurse，ICN）于1899年在英国伦敦成立，总部设在日内瓦，是世界各国自治的护士协会代表组织的国际护士群众团体，参加的代表有美、英、加拿大、新西兰、芬兰、荷兰、丹麦等国的护士，第一任会长为毕业于英国皇家医院护士学校的芬威客。

国际护士会是国际组织中最早的组织之一，其宗旨为：①推动各国的健康服务，提高护理学术标准；②改革护理教育的设施，扩大护理服务的范围；③通过改善护士的职业、社会及经济条件以提高护士的地位；④与相关的卫生机构及组织合作；⑤强调护士应尽自己公民的职责；⑥发展护士间的国际合作及友谊。

（二）美国护理协会

美国护理协会（American Nursing Association，ANA）于 1896 年成立，总部设在华盛顿，ANA 是美国护士的最高学术组织机构，是非政府组织，是私人企业性质的学术组织，不接受美国政府的经费支持。ANA 的职能部门有：护理政策和实践部、政府关系部、护士工作安全部和护理教育部。

ANA 的作用：①全国护士工会的作用；②护士的咽喉，目的是为护理的利益而工作，与美国政府、媒体及患者进行沟通与对话；③维护护士道德标准，并定期修改不断完善；④修订护士专业实践中的各类标准。

（三）中华护理学会

中华护理学会（Chinese Nursing Association，CNA）于 1909 年 8 月 19 日在江西牯岭成立，原名中华护士会，1964 年更名为中华护理学会。第一届会长是盖仪贞，此后 8 届会长均为外籍护士，1928 年第 9 届理事会由中国护士伍哲英任会长。中华护理学会是中国建立最早的专业学术团体之一，自成立至今，走过了漫长而不平坦的路程，经历了旧社会初创、坎坷四十年，及新中国成立后的前三十年进步、起伏和近二十年繁荣、发展三个主要阶段。2013 年 5 月 8 日，中华护理学会终于完成和实现了中国几代护理人的梦想，正式成为国际护士会的成员。加入国际护士会标志着中国的护理事业真正迈向了国际舞台，为我国护理事业的发展提供了更为广阔的平台。

中华护理学会的宗旨是：①遵守国家宪法、刑法等法律和法规，执行国家发展护理科技事业的方针和政策；②崇尚护理道德，坚持民主办会原则；③提高护理科技工作者的业务水平，促进护理学科的繁荣和发展；④充分发扬学术民主，依法维护护理工作者的合法权益。

项目二　护理学概述

护理学（nursing science）是一门以自然科学和社会科学为理论基础，研究有关预防保健、治疗疾病及康复过程中护理理论、知识、技能及其发展规律的综合性应用科学。其涉及的自然科学内容有生物学、解剖学、生理学、化学等；涉及的社会及人文科学内容有心理学、美学、伦理学、社会学等。它以应用科学的思维方法对护理对象进行整体的研究，揭示护理服务过程中各种护理现象的本质及发展规律。护理学是生命科学中综合了自然、社会及人文科学的一门应用科学。

一、护理学的基本概念

任何一门学科都是建立在一定的理论基础之上，而理论则由相关的概念来表述。现代护理学包含四个最基本的概念——人、健康、环境和护理。对这四个概念的认识直接影响到护理学的研究领域、护理工作的范围和内容。

（一）人

护理服务对象是人，一切护理活动都是围绕人的健康而进行的。护理中的人包括个体的人和群体的人，包含个人、家庭、社区和社会四个层面。

1. 人是一个统一的整体 人不仅是一个由各种器官、系统组成的受自然和生物学规律支配的生物有机体，更是一个有意识、有思维、有情感、有复杂的心理活动、有创造性的社会的人。因此，人具有生物和社会的双重属性，是由生理、心理、社会、精神、文化等要素组成的统一整体。构成人统一整体的各个要素之间相互作用、相互影响，其中任何一个要素的功能变化均可在一定程度上引起其他要素功能的变化，从而对整体造成影响，而整体各个要素功能的正常运转，又能有力地促进人体整体功能的最大限度发挥，使人获得最佳的健康状态。

2. 人是一个开放的系统 不仅人体内部各个系统之间不断进行着物质、能量和信息的交换，同时作为整体的人，还不断地与周围的环境（包括自然环境和社会环境）进行着物质、能量和信息的交换，如环境污染造成人类呼吸系统疾病增加，生活压力使人的心理健康受到影响。同时人类的一些活动既可破坏生态平衡，导致环境污染，也可保护野生动物、治理荒漠、控制环境污染，促进生态平衡。所以，人是一个无时无刻不在与周围环境发生着关系的开放系统。人的基本目标是维持人体内外环境的协调和平衡，护理的主要功能就是帮助个体调整其内环境，去适应外环境的不断变化，以获得并维持身心的平衡及健康状态。

3. 人的基本需求 人的基本需求是指个体为了维持身心平衡及求得生存、成长与发展，在生理和心理上的最低限度的需求。美国心理学家马斯洛（Maslow）将人的基本需要分为五个层次：生理需要、安全需要、爱与归属的需要、尊重的需要和自我实现的需要。当人的需要得到满足时，个体就处于一种相对平衡的健康状态，反之个体就会因失衡影响其生理功能或导致疾病。护理人员应满足护理对象的基本需要，使其处于最佳身心状态。

4. 护理学中人的范围 随着护理学科的发展，其专业服务对象与服务范畴都在不断地扩展，护理服务对象已从单纯的患者扩大到了健康的人。护理服务范畴扩展到了个体、家庭、社区和社会四个层面。护理的最终目标不仅是维持和促进个人高水平的健康，更重要的是面向家庭和社区，最终达到提高整个人类社会健康水平的目标。

（二）健康

拥有适当的健康状态既是人类的责任，又是人类的基本要求和权利。预防疾病、促进健康是护理人员的天职，对健康和疾病的认识直接影响到护理人员的护理行为。随着现代医学的发展，生物－心理－社会医学模式取代了生物医学模式，现代健康观发生了巨大变化。

世界卫生组织（WHO）在 1948 年给健康下的定义是："健康不但是没有疾病和身体缺陷，还要有完整的生理、心理状况与良好的社会适应能力。"这一定义揭示了健康的本质。与以前的健康定义相比，它有以下几大优点：①指出了健康不仅是没有疾病；②正确指出健康包括生理健康和心理健康两方面；③健康也包括对社会环境的适应，把健康与人们充实而富有创造性的生活联系起来，即将健康放入人类社会的广阔背景中。可见健康已不仅是医务工作者的目标，而且是国家和社会的责任。

1990 年，WHO 关于健康又提出了新概念，即"健康不仅是没有疾病，而且包括躯体健康、心理健康、社会适应良好和道德健康"。健康不再是单纯的没有生理上的病痛与伤残，它涵盖了生理、心理、社会及道德健康。这一定义反映了人们对健康的认识已逐步超越生物医学模式的界限，并促进了生物—心理—社会医学模式的形成，也给现代护理学的理论和实践发展带来了深远的影响。

（三）环境

人的一切活动都离不开环境，环境与人相互作用，与人类的健康息息相关。

1. 环境的定义与范围　人类赖以生存的周围一切事物称为环境。分内环境（包括生理环境和心理环境）和外环境（包括社会环境和自然环境）。

（1）内环境：内环境是指人体细胞所处的环境，包括人的生理和心理两个方面。生理方面主要指人体的各个系统，如呼吸系统、消化系统等。心理方面则是指由于个体的先天遗传和后天成长环境相互作用形成的心理状态。

（2）外环境：外环境是指人体所处的环境，包括自然环境和社会环境。自然环境是指人类周围由阳光、空气、水、土壤及其他生物等因素组成的客观物质条件。社会环境是指人类在生活、生产和社会交往活动中形成的由政治、经济、文化、卫生服务以及生活方式等因素构成的各种关系和条件。

2. 环境与人相互依存、相互作用　环境与人息息相关、、相互依存、相互作用，任何人都无法脱离环境而生存。随着现代社会高科技的发明和利用，人类对环境的开发、利用和控制能力大大提高。与此同时，资源的过度开发、生态失衡、空气与水污染、噪声污染、化学制剂的滥用等对人的健康造成了损害。在人类所患疾病当中，不少与环境中的致病因素有关。保护和改善环境是人类为生存和健康而奋斗的主要目标，早在 19 世纪南丁格尔就提出了护理与环境的关系是密不可分的。因此，护理人员应掌握有关环境与健康的知识，为服务对象创造良好的休养环境以恢复和增进健康，并广泛宣传，做好环境保护的卫士。

（四）护理

对护理的认识随着医学模式的发展以及社会所赋予护理的任务而不断变化。

1859 年南丁格尔提出"护理的独特功能在于协助患者置身于自然而良好的环境下，恢复身心健康"。

1966 年美国护理学家弗吉尼亚·韩德森指出"护理的独特功能是协助个体（患病者或健康人）执行各项有利于健康或恢复健康（或安详死去）的活动。这些活动，在个人拥有体力、意愿与知识时，是可以独立完成的，护理也就是协助个人尽早不必依靠他人来执行这些活动"。

美国护士协会在 1980 年提出："护理是诊断和处理人类对现存的和潜在的健康问题的反应。"这个定义的内涵：①明确提出护理学是研究人类对"健康问题"的"反应"。限定了护理学是为人的健康服务的一门科学。②明确指出护理重视的是人类对健康问题的"反应"，而不是健康和疾病本身，这就明确了医疗专业和护理专业之间的区别。③人类对健康问题的反应是多方面的，包括生理、心理、情感、社会等方面的反应，它是发生在整体人的身上。因此确定了护理的对象不是单纯的疾病，而是整体的人。④护理的任务是"诊断"和"处理"人类对健康问题的反应，因此，护士必须掌握护理程序这一工作方法。这个定义突出了护理的独立性和专业性，护理贯穿于人的整个生命过程。护士运用护理程序的科学方法来实现"促进健康、预防疾病、恢复健康、减轻痛苦"这四项基本职责，帮助生活在各种环境中的人与环境保持平衡，满足人的基本需求。

（五）四个基本概念的相互关系

人、环境、健康和护理四个基本概念是密切相关的，缺少其中的任何一个概念，都使护理不能成为独立的学科，且不能成为专业。人是四个概念的核心，其存在于环境中并与环境相互影响。当人的内外环境处于平衡，多层次需要得到满足时，人即呈现健康状态，而护理实践是围绕人的健康开展的活动，护理的任务就是帮助健康不佳者恢复健康，帮助健康者维持健康。

二、护理学的任务

随着社会的发展和人类生活水平的提高，护理学的任务已发生了深刻的变化。1965年 6 月修订的《护士伦理国际法》中规定：护士的权利与义务是保护生命，减轻痛苦，促进健康；护士的唯一任务是帮助患者恢复健康，帮助健康人提高健康水平。会议明确规定了护理学的任务。1978 年 WHO 也指出"护士作为护理的专业工作者，其唯一的任务就是帮助患者恢复健康，帮助健康人促进健康"。护理学的最终目标是保护全人类的健康，提高整个人类健康水平。

1. 促进健康　促进健康就是帮助个体、家庭和社区发展维持和增强自身健康和安适的资源。这类护理实践活动包括教育人们对自己的健康负责、形成健康的生活方式、解释改善营养和加强锻炼的意义、鼓励戒烟、预防物质成瘾、预防意外伤害和提供信息以帮助人们利用健康资源等。

2. 预防疾病　预防疾病的目标是通过预防疾病达到最佳的健康状态。预防疾病的护理实践活动包括：开展妇幼保健的健康教育，增强免疫力，预防各种传染病，提供疾病自我监测的技术、评估机构及临床和社区的保健设施等。

3. 恢复健康　恢复健康的护理实践活动是护理人员的传统职责，帮助的是患病的人，并从疾病的早期一直延伸到康复期。这类护理实践活动包括：为患者提供直接护理，如执行药物治疗、生活护理等；进行护理评估，如测血压、留取标本做各类实验室检查等；和其他卫生保健专业人员共同研讨患者的问题；教育患者如何进行康复活动；帮助疾病康复期的患者达到最佳功能水平。

4. 减轻痛苦　这方面的护理实践活动涉及对各种疾病患者、各年龄段临终者的安慰和照护。包括帮助患者尽可能舒适地带病生活，提供支持以帮助人们应对功能减退、丧失，直到安宁的死亡。护理人员可以在医院、患者家中和其他卫生保健机构如临终关怀中心开展这些护理实践活动。

三、护理学的性质与范畴

护理学属于生命科学，其研究范畴广泛，涵盖了人类健康与疾病的各个领域，包含理论和实践两大体系。

（一）护理学的理论范畴

1. 护理学的研究对象　护理学研究的对象随学科的发展而不断变化。从研究局部病灶到整体的患者，从研究患者到健康的人，从研究个体的人到群体的人。

2. 护理学专业知识体系与理论架构　自 20 世纪 60 年代后，护理界开始致力于发展护理理论与概念模式，如 1961 年奥兰多（Orlando IJ）提出了科学的护理工作方法——护理程序，奥瑞姆提出了自护模式，纽曼提出了健康系统模式，罗伊提出了适应模式等。这些理论用于指导临床护理实践，对提高护理质量、改善护理服务起到了积极作用。

3. 护理学与社会发展的关系　纵观护理学的发展史，社会对护理学的发展起着巨大的促进和推动作用。随着社会的发展，护理的服务对象、服务范围以及目标均发生了巨大变化，如由于社会、医学科学的发展，老年人口增多、慢性病患者增加，使社区护理迅速发展，护理学从一门从属学科成为医学科学领域独立的学科。计算机的应用，使护理工作的效率得到提高，使护理管理自动化、护理专业网络化。

4. 护理交叉学科和分支学科的形成 护理学与自然科学、社会科学、人文科学等多学科相互渗透，在理论上相互借鉴，在技术上相互促进，在方法上相互启迪，形成了许多新的交叉学科和分支学科，如护理社会学、护理心理学、护理伦理学、口腔护理学、外科护理学等。随着社会和科学的发展与进步，护理学科必将进一步分化和发展，产生更多的交叉学科和分支学科，从而在更大范围内促进护理学科的发展。

（二）护理学的实践范畴

1. 临床护理 临床护理以患者为对象，其内容包括基础护理和专科护理。

（1）基础护理：是专科护理的基础，是指应用护理学的基本理论、基本知识和基本技能，结合患者的要求，来满足患者的基本需要。如饮食护理、排泄护理、病情观察等基本护理技能。

（2）专科护理：以护理学和相关学科理论为基础，结合临床各专科患者的特点和诊疗要求，为患者提供身心整体护理。如重症护理、急救护理、康复护理及各专科护理等。

2. 社区护理 社区护理的对象是一定范围内的居民和社会群体，其主要工作场所包括卫生所、学校、工厂及各种民间团体等。通过社区卫生服务、心理卫生服务及与预防保健活动有关的活动等，直接对社区内的个体、家庭和群体进行护理，以改变人们对健康的态度，帮助人们拥有健康的生活方式，促进全民健康水平的提高。

3. 护理管理 通过运用管理学的理论和方法，对护理工作的诸多要素——人、财、物、时间、信息进行科学的计划、组织、指挥、协调和控制，以培养护理人员良好的护理品质，提高护理工作的效率和效果，让患者得到更优质的服务。

4. 护理教育 以护理学和教育学理论为基础，有目的地培养护理人才，以适应医疗卫生服务和护理学科发展的需要。护理教育一般分为基础护理教育、毕业后护理教育和继续护理教育。基础护理教育包括中专教育、大专教育和本科教育；毕业后护理教育包括规范化培训、研究生教育；继续护理教育是对从事实践工作的护理人员，提供以学习新理论、新知识、新技术为目的的终生性在职教育。

5. 护理科研 护理科研即用科学的方法探索未知，回答和解决护理领域的问题，直接或间接地指导护理实践的过程。运用观察、科学实验、调查分析等方法揭示护理学的内在规律，促进护理理论、知识、技能的更新。

四、护理工作方式

护理工作方式，即在护理实践过程中，护理人员的组织形式和工作任务的分配方式。常用的护理工作方式包括以下五种。

（一）个案护理（case nursing）

个案护理是指由专人负责实施个体化护理，即一名护理人员负责一位患者全部护理的工作方式。护士负责完成其全部护理内容，责任明确，能全面掌握患者情况，及时发现并满足患者需要。这种方式主要用于病情严重、病情变化较快、护理服务需要量较大，需要24小时监护的患者，如重症监护治疗病房（ICU）、冠心病监护治疗病房（CCU）等护理单元的患者及多器官功能障碍、器官移植、大手术后或危重抢救的患者等。但对护士要求较高，耗费人力，不适合所有患者的护理。

（二）功能制护理（functional nursing）

功能制护理是一种以疾病为中心的护理模式，以完成各项医嘱和常规的基础护理为主要工作内容，将日常工作任务依工作性质机械地分配给护理人员，护士被分为"巡回护士""治疗护士""办公室护士""生活护理护士"等班次来完成护理服务。这是一种流水作业的工作方法，护士分工明确，易于组织管理，节省人力；以完成医嘱和执行常规为主要工作内容，以工作内容为中心分配其任务。但护士工作机械，与患者交流少，较少考虑患者心理、社会需求，对患者的全面情况也难以掌握。

（三）小组护理（team nursing）

小组护理是以分组护理的方式对患者进行整体护理。护士分为小组进行护理活动，一般每个护理组（3～5位护士）分管一组患者（10～20位）。小组成员由不同级别的护理人员构成，组长制定护理计划和措施，由其他成员共同合作完成患者的护理。各级护士各负其责，病房护理小组的成员可以同心协力，有较好的工作气氛；护理工作有计划、有步骤地进行，有条理性；新护士分配到病房工作时不至于因不熟悉而引起情绪紧张。但由于每个护理人员没有确定的护理对象，会影响护理人员的责任心；整个小组的护理工作质量受小组长的能力、水平和经验的影响较大；也可能因对患者护理过程的不连续以及护理人员交替过程中的脱节，而影响护理质量。

（四）责任制护理（primary nursing）

责任制护理是以疾病为中心的护理转向了以患者为中心的护理，由责任护士和辅助护士按照护理程序的工作方法对患者实施整体护理。要求责任护士从患者入院到出院均实行8小时在班，24小时负责。由责任护士评估患者情况、制定护理计划、实施护理措施及评价护理效果，辅助护士按责任护士的计划实施护理。这种护理方式使护士增强了责任感，真正把患者作为"我的患者"，能以患者为中心，掌握患者的全面情况。患者增加了安全感，具有护士是"我的护士"的归属感，使护患关系更加密切了。但这种护理方式文字记录书写任务多，人员需要也多，要求对患者24小时负责难以实现。

（五）综合护理（modular nursing）

综合护理是一种通过最有效地利用人力资源、最恰当地选择并综合应用上述几种工作方式，为服务对象提供既节约成本，又高效率、高质量的护理服务方式。它是针对 20 世纪 70 年代兴起的责任制护理存在要求合格护理人员的数量较多和经费开支较大的特点而改进的一种新的护理方式。这种护理方式在 20 世纪 90 年代传进我国，在美国护理专家的帮助下形成了整体护理（synthesis nursing）的新方式。整体护理是以现代护理观为指导，以护理程序为基本框架，根据患者身心、社会、文化的需要，提供适合患者需要的最佳护理。

这种方式的特点是各医疗机构可根据机构特点和资源配备情况，选择符合自身特点的护理工作方法和流程，最终目标是促进患者康复，维持其最佳健康状态；根据患者需要，加强对护理人员的培训；要求明确不同层次人员与机构的职责与角色；既考虑了成本效益，又为护士的个人发展提供了空间和机会。但这种方式在我国目前的医疗卫生管理体制下，很难真正实施。

以上各种护理工作方式是有继承性的，新的工作方式是在原有工作方式基础上的改进和提高。每一种护理工作方式，在护理学的发展历程中都起着重要作用。

复习思考

1. 护理学基本概念的内容？
2. 结合健康与疾病的关系，说明人应该如何保持最佳的健康状态？
3. 比较各种护理工作方式的优缺点。

扫一扫，知答案

扫一扫，看课件

模块二
护士与患者

【学习目标】

　　掌握护士和患者的权利和义务、患者在角色适应中的问题、建立良好护患关系对护士的要求。

　　熟悉现代护士应具备的素质和行为规范、影响患者角色适应的因素、护患关系的性质和类型。

　　了解护士和患者角色特征、护患关系的发展过程、影响护患关系的因素。

案例导入

　　病人李某，男，70岁，因患支气管哮喘急性发作、呼吸困难、发绀入院。作为责任护士的小李立即安排床位，并将床头抬高70°～80°为其安置端坐卧位，并给以吸氧。待李某病情缓解后为其介绍住院环境及同室病友，讲解哮喘发作的原因及主要注意事项，为其制定护理计划。

　　思考：护士小李体现了护士的哪些角色功能？该患者在住院治疗期间有何权利及义务？

项目一　角　色

一、角色的基本概念

　　角色原为戏剧舞台上演出用语，指剧本中的人物。后被广泛应用于分析个体心理、行为与社会规范之间的相互关系中，成为社会心理学中的一个专业术语，其含义是指社会关系中不同位置上的行为类型和行为模式，是对某特定位置的行为期待与行为要求，是一个人在多层面、多方位的人际关系中的身份和地位。

（一）角色概念

角色是一个人在某种特定场合下的义务、权利和行为标准。角色是人们现实社会生活中的社会地位、身份。每个角色的体现都是在同与之相关的角色伙伴发生互动关系过程中表现出来的。例如：护士角色只有在与之相关的医生、病人的角色伙伴发生互动关系中体现出护士角色的权利和义务。

（二）角色扮演

1. 角色期待　又称角色期望，社会期望或要求其中某一角色做出的某些应有的行为方式。即社会对处于一定社会地位的角色的权利和义务的规范，是角色行为的依据。其内涵包括信仰、期望、主观的可能性、权利与义务的行使等。角色期待的主要功用在于使角色行使者明白其权利与义务，也即角色的学习。

2. 角色领悟　也称角色认知，角色认知是指角色扮演者对社会地位、作用及行为规范的实际认识和对社会其他角色关系的认识。角色认知包括两个方面，一是对角色规范的认知，二是对角色评价的认知。

3. 角色行为　又称为角色实践，是指在角色概念、角色期望基础上，实现自己所扮演的角色的行为。角色实现的过程，也就是主体对环境的适应过程。由于个体不同表现出来的角色行为也不同。

4. 角色转变　不同的角色对个体有不同的体力、心理要求和社会需求，而这些不同对多同时担任几种角色或即将担任新角色的个体来说，需要角色转变的过程。个体承担并发展一种新角色的过程就是角色转变。它是发展过程中不可避免的。在此过程中个体必须改变个人的情感、行为以符合社会对个体的角色期望，最终有效地完成角色转变。

5. 角色紧张　在现代社会中，由于社会结构和社会分工的复杂，使得人们要同时扮演好几个角色。例如，一位男士，在家中是丈夫、父亲，在医院是医生，是其他医生的同事，在其他时间，他还有好多朋友，是医师协会的成员，还是某电大的学员等。这样，众多角色就集中在他一个人身上，构成了一个角色丛。在这个角色丛中，每个角色都有一套行为规范，要求角色者去履行，于是这位男士就可能出现顾此失彼的现象，他就会在时间和精力上感到紧张，这就是所谓的角色紧张（也称角色超载）。角色紧张是由许多角色同时对一个人提出各自的角色要求造成的。

6. 角色冲突　当一个人扮演一个角色或同时扮演几个不同的角色时，由于不能胜任，造成不合时宜而发生的矛盾和冲突，称角色冲突。角色冲突大体可以分为两类：角色间冲突和角色内冲突。

（1）角色间冲突：是指一个人所担任的不同角色之间发生的冲突，是由于角色紧张造成的。例如：一个男人在家对父母要尽孝道，要照顾妻儿，在外是公司的主管，要对上司对下属负责。当父母生病需要在身边照顾，儿子需要学业上的辅导，公司又有紧急任务时，就产生了角色冲突。

（2）角色内冲突：是指同一个角色，由于社会上人们对于其期望与要求的不一致，或者角色承担者对这个角色的理解不一致，而在角色承担者内心产生的一种矛盾与冲突。角色内冲突往往是由角色自身所包含的矛盾造成的。例如：作为母亲，更多的是关心照顾子女，但是当子女有过失又必须管教，这就出现了角色内冲突。

二、角色的特征

1. 角色是由个体完成的　角色是人们在现实生活中的社会地位、身份，例如：护士、医生、工人、农民。只有个体存在的情况下，才会拥有某一角色。而社会对每一个角色都有角色期待，如学生要有学生行为准则，医生有医生的形象。

2. 角色是通过互动得以实现的　任何角色在社会活动中都不是孤立存在的，都是在同与之相关的角色伙伴发生互动关系过程中产生的。例如护士的角色，必须在与医生、病人、病人家属等角色发生互动关系的过程中才能表现护士的角色义务、权利和行为。

3. 角色是可以互相转换的　角色的获得是个体社会化的结果。每个人在社会上的一切行为都与各自特定的角色联系，社会要求每个人履行自己的角色行为。例如：母亲要照顾婴儿。每个人在一生中会获得很多的角色，在不同的时间、空间里会同时扮演很多不同的角色。一个人可能担任过儿子（女儿）、学生、父亲（母亲）、上司、下属等角色。

项目二　护士角色

护士角色是社会所期望的适于护士的行为，是指从事护理职业的个体所应具有的角色人格和职业行为模式。由于科技的发展、人民生活水平的提高及对健康的重视，护士的角色及功能范围不断扩大及延伸，对护士的素质要求也越来越高。

一、历史上护士的角色

护士最初的民间角色，就像慈祥、无微不至的"母亲"对孩子的呵护。中世纪时期由于宗教的兴起，护理工作从家庭开始走向社会，从事照顾患者的人多为宗教的教徒，其中修女是从事护理工作的主体。16～19世纪是护理发展的黑暗时期，从事护理的人往往是出身低微、道德不好的妇女，这些人地位低下，收入菲薄，如同仆人。从母亲、修女到仆人的形象，这种看法至今仍影响着人们对护士的认识和理解，同时也反映了护理早期的发展状况，此时护士的职业形象尚未形成。直到19世纪中叶南丁格尔首创护理专业开始，护士的角色形象才逐渐清晰起来。护士作为一种社会角色，要能够运用护理程序履行"促进健康、预防疾病、恢复健康、减轻痛苦"的基本职能，以满足社会对护士的角色期待。

二、现代护士的角色

随着社会文明的进步，科学技术、医学与护理学的发展，护士的角色不断扩展而且发生着根本的变化。护士的专业角色可概括如下。

1. 照顾者（care-giver） 这是护士最基本又最重要的角色，当人们因疾病等原因不能自行满足基本需要时，护士提供各种护理照顾，如维持呼吸、供给营养、协助排泄、心理疏导、健康教育等，帮助护理对象满足基本需要。

2. 计划者（planner） 护士运用护理专业知识和技能，收集护理对象的生理、心理、社会等相关资料，评估其健康状况，找出其健康问题，为其制定系统、全面、整体的护理计划并实施，促进护理对象尽快康复。在这个过程中要求护士具有敏锐的观察分析能力和果断的决策能力。

3. 管理者（manager） 为了更好地开展护理工作，护士需对日常工作进行有计划的组织、协调与控制，以合理利用各种资源，提高工作效率，为患者提供优质的护理服务。同时，护理管理人员还需与医院的其他管理人员共同完成医院的管理工作。

4. 代言人（advocate） 护士是患者权益的维护者，有责任解释并维护患者的权益不受损害或侵犯，是患者的代言人。同时，护士还需评估有碍全民健康的问题和事件，提供给医院或卫生行政部门作决策时参考，此时，护士又成为全民健康利益的代言人。

5. 教育者（educator） 护士的教育者角色包括两个方面，一是对护理对象健康知识的教育和指导，提供有关信息，促进和改善人们的健康态度和健康行为；二是对实习护士生和新护士的教育培养，帮助他们进入护理工作领域，发挥其护理专长。培养新一代护士也是护理事业延续和发展的需要。

6. 协调者（coordinator） 护士在工作中需要与有关人员进行联系与协调，维持一个有效的沟通网，使诊断、治疗、护理工作得以协调进行，保证护理对象获得最适宜的整体医护照顾。在社区护理中，卫生保健工作的涉及面更广，护士更需加强与社会各机构及相关人员的协调与配合。

7. 咨询者（counselor） 护士通过解答患者的问题，提供有关信息，给予情感支持、健康指导等，解除患者对疾病及健康问题的疑虑，使患者清楚地认识到自己的健康状况，并采取有效的措施。

8. 研究者（researcher） 护理事业的发展、质量的提高都与护理科研密不可分。护士在临床护理工作中，针对护理工作相关的一系列问题和现象，要善于发现问题，以系统的方法解决问题，验证和提炼现有的知识及产生新知识，并总结和推广研究成果，从而指导实际工作。

当今社会对护士的角色需要越来越多。为实现角色期待，护士应该加强角色学习，更好地完成角色功能。

知 识 链 接

高级实践护士

国际护理协会定义高级实践护士（Advanced Practice Nurse，APN）为一名注册护士，他/她拥有深厚的专科知识、复杂的决策能力及扩展临床实务的才能。他/她的特征受他/她所处的国家或地区执业条件的影响。美国护士协会认为 APN 应有研究生学历，这些 APN 为受照顾者进行全面健康评估，显示高度的自主，拥有专家型知识及技巧，能诊断和处理个人、家庭及社区存在的或潜在的健康问题。

三、护士的权利与义务

（一）护士的权利

1. 享有获得物质报酬的权利 护士执业，有按照国家有关规定获取工资报酬、享受福利待遇、参加社会保险的权利。任何单位或者个人不得克扣护士工资、降低或者取消护士福利。

2. 享有安全执业的权利 护士执业，有获得与其所从事的护理工作相适应的卫生防护、医疗保健服务的权利。从事直接接触有毒有害物质、有感染传染病危险工作的护士，有依照有关法律、行政法规的规定接受职业健康监护的权利；患职业病的，有依照有关法律、行政法规的规定获得赔偿的权利。

3. 享有学习、培训的权利 护士有按照国家有关规定获得与本人业务能力和学术水平相应的专业技术职务、职称的权利；有参加专业培训、从事学术研究和交流、参加行业协会和专业学术团体的权利。

4. 享有获得履行职责相关的权利 护士有获得疾病诊疗、护理相关信息的权利和其他与履行护理职责相关的权利，可以对医疗卫生机构和卫生主管部门的工作提出意见和建议。

5. 享有人格尊严和人身安全不受侵犯的权利 护士依法履行职责的权利受法律保护，

任何单位和个人不得侵犯。扰乱医疗秩序，阻碍护士依法执业活动，侮辱、威胁、殴打护士，或有其他侵犯护士合法权益行为的，由公安机关依照治安管理处罚法的规定给予处罚；构成犯罪的，依法追究刑事责任。

（二）护士的义务

1. 依法进行临床护理的义务　护士执业，应当遵守法律、法规、规章和诊疗技术规范的规定，这是护士执业的根本准则，即合法性原则。

2. 紧急救治患者的义务　护士在执业活动中，发现患者病情危急，应当立即通知医师；在紧急情况下为抢救垂危患者生命，应当先行实施必要的紧急救护。

3. 正确查对、执行医嘱的义务　护士发现医嘱违反法律、法规、规章或者诊疗技术规范规定的，应当及时向开具医嘱的医师提出；必要时，应当向该医师所在科室的负责人或者医疗卫生机构负责医疗服务管理的人员报告。

4. 保护患者隐私的义务　护士应当尊重、关心、爱护患者，保护患者的隐私。

5. 积极参加公共卫生应急事件救护的义务　护士有义务参与公共卫生和疾病预防控制工作。发生自然灾害、公共卫生事件等严重威胁公众生命健康的突发事件时，护士应当服从县级以上人民政府卫生主管部门或者所在医疗卫生机构的安排，参加医疗救护。

项目三　患者角色

患者角色（patient role）又称患者身份，是指社会对一个人患病时的权利、义务和行为所做的规范。患者，这一术语通常是指患有疾病或处于疾病之中的人。

随着社会的发展，患者范畴除了主动寻医的个体外，还包括未求医的病人和健康的人。

一、患者角色特征

美国著名社会学家塔尔科特·帕森斯（Talcott Parsons）将患者角色特征概括为以下几个方面。

1. 免除或减轻日常生活中应承担的责任和义务　患者可免除或部分免除正常的社会角色所应承担的责任，其免除的程度取决于疾病的性质、严重程度、患者的责任心以及患者在其支持系统中所能得到的帮助等。

2. 患者对所患疾病没有责任，并有权利接受帮助　生病是不以人的意志为转移的事情，不是患者的过错，其对自己生病是无能为力的。他们有权利获得帮助，恢复健康。

3. 患者有恢复健康的义务　疾病会给人带来痛苦、不适、伤残甚至死亡，因而大多数人患病后都期望早日恢复健康，并为健康做各种努力。一般来说，生病是不符合社会期望和利益的，患者应主动寻求健康。然而病患者角色有一定特权，也有可能成为继发性获益的来源，因此，一些人努力去寻求患者的角色，还有的人安于患者角色，甚至出现角色依赖等。

4. 患者有配合医疗和护理的义务　在恢复健康的医疗和护理活动中，患者不能凭自己的意愿行事，必须按照治疗和护理要求与医护人员合作，如按时服药、休息等。如传染病患者有义务遵守隔离制度，以免疾病传播扩散。

二、患者角色适应中的问题

患者角色不是与生俱来的，任何个人在生病前都是健康的人，有自己的社会角色。当人们从其他的角色过渡到患者角色或从患者角色过渡到其他角色时，可能在角色适应上出现一些心理和行为上的改变，常见的问题有：

1. 角色行为缺如　指患者没有进入患者角色，意识不到或不承认自己是患者，不能很好地配合医疗和护理。这是一种心理防御的表现，常发生于由健康角色转向患者角色，即疾病突然加重或恶化时。许多人在初次诊断为癌症或其他预后不良疾病时，都有这种防御性心理反应。

2. 角色行为冲突　指患者在适应患者角色过程中，与其患病前的各种角色发生心理冲突而引起行为的不协调，表现为患者不愿或不能放弃原有角色行为。表现为意识到自己有病，且有愤怒、焦虑、烦躁、茫然或悲伤等情绪反应，不能接受患者的角色。实际上，这是一种视疾病为挫折的心理表现。

3. 角色行为消退　指患者适应患者角色后，由于家庭生活、工作环境变化等某种原因而迫使其患者角色淡出现象，又重新承担起本应免除的社会角色的责任而放弃患者角色。如一位需要继续治疗的母亲为了照顾上学的孩子，毅然放弃治疗回家照顾孩子，此时"母亲"的角色在她心中已经占据了主导作用，于是她放弃了"患者"角色而承担起了"慈母"的角色。

4. 角色行为强化　指患者安于患者角色，对自我能力表示怀疑，产生退缩和依赖心理；另外，患病也使患者免除了其原来的社会责任，对康复后回归原社会角色忧心忡忡。表现为依赖性增强，害怕出院，害怕离开医务人员，对正常的生活缺乏信心等。

5. 角色行为异常　患者受病痛折磨产生的感到悲观、失望等不良心境的影响导致行为异常，如对医务人员的攻击性言行、病态固执、抑郁、厌世以致自杀等。

三、影响患者角色适应的因素

角色转变是一个失去原来的社会心理平衡达到新的社会心理平衡的艰巨的适应过程，对患者来说，适应这个角色转变是很不容易的，影响患者角色适应的因素有以下几个方面。

1. 疾病的性质和严重程度　一个人患病的类型对患者来说极为重要，其预后、严重程度和预期的病程是患者关注的附加因素，影响患者的角色适应。

2. 症状的可见性　症状的可见与否影响着患者就医与角色适应。对于明显症状，人们很容易去就医并很快适应患者角色，如：出血外伤，骨折，严重疼痛。相反，对于不显著的症状，因不影响基本日常生活，人们则不去关心和重视，不易适应患者角色，如食欲不振。

3. 人际关系　患者与家属、亲友、同事、医护人员间的关系也会影响其角色适应。

4. 医院规则　为了保证医疗护理工作的顺利进行，患者能良好的休息和睡眠，每个医院或护理单元都会根据各自的情况，制定自己的规矩。而此规定对患者来说是一种约束，不能按照自己的意愿行事，要听医护人员的安排，不能与外界人士接触，这些都会影响患者的角色适应。

5. 患者的社会特征　患者的年龄、性别、性格、文化程度、生活习惯、工作环境、家庭经济状况等影响患者的角色适应。

四、患者的权利与义务

如同任何其他社会角色，患者角色有其特定的权利和义务。

（一）患者的权利

不同的国家或医院对患者的权利的规定不尽相同，但患者的基本权利是一致的，主要包括以下几个方面。

1. 免除或部分免除社会责任的权利　患者具有免除职业、家庭角色所必须承担的职责和义务的权利。如个体在其患病期间暂时不用上班等。

2. 享受平等医疗、护理、保健的权利　人人都享有平等接受医疗护理的权利，不分职务、地位、年龄、性别、经济状况。医护人员不得以任何借口拒绝或推诿患者就医或怠慢患者。

3. 知情同意的权利　患者有权了解有关自己疾病的所有信息，包括疾病的诊断、检查、治疗、护理、预后等，并且患者有权在知情的基础上，对治疗、护理等服务做出接受或拒绝的决定。

4. 隐私保密的权利　患者有权要求护士对其治疗、护理过程中涉及的个人隐私和生理缺陷进行保密。

5. 自行选择的权利　患者有权根据医疗条件及自己的经济状况来选择医院和医疗护理方案。

6. 监督医护权益实现的权利　患者有权监督医院对其实施的医疗、护理工作。如果正常要求得不到满足，或由于医务人员的过失而使患者受到不必要的损害，患者有权要求赔偿并追究有关人员的责任。

（二）患者的义务

权利和义务是相对的，患者在享受权利的同时，也应履行以下义务。

1. 自我保健的义务　作为患者，有责任改变自己不良的生活习惯，发挥自身在预防疾病和增进健康中的主动作用，掌握保持自身健康的主动权。

2. 积极配合医疗和护理活动的义务　患病后，有义务积极配合医疗和护理活动，如糖尿病患者应根据病情控制饮食，按时打针、服药等。

3. 遵守医疗机构规章制度和提出改进意见的义务　遵守医院规章制度，给医院及医护人员提出合理化的建议。

4. 按时缴纳医疗费用的义务　按时缴纳医疗费用是维护医院正常医疗秩序的必要保证。

5. 尊重医务人员的义务　医务人员如果在工作中有失误，患者及家属可以通过正当途径提出上诉，但决不允许有侵犯医务人员人身安全的行为。

6. 支持医学科学研究的义务　患者有义务用自己的实际行动支持医疗护理工作的进展，如新药、新技术的使用，死后捐献遗体或部分器官组织等。

项目四　护患关系

护患关系是指诊疗康复护理和预防保健活动中护理人员（及其所属单位）与患者（及其家属）、保健对象之间的帮助与被帮助的人际关系。护患关系是构成护理人际关系的基础，是服务与被服务的关系。护患关系由技术性关系和非技术性关系构成。非技术性人际关系包括双方待人处事的态度、就医条件和环境、就医质量和效益三方面。

一、护患关系的性质

1. 专业性的人际关系　护患关系是一种存在于护理工作中的人际关系，是帮助者与被帮助者之间的关系。护士对患者的帮助一般是发生在患者无法满足自己的基本需要的时候，其中心是帮助患者解决困难，通过执行护理程序，使患者能够克服病痛，生活得更舒适。

2. 治疗性的人际关系　护患关系是一种治疗性的人际关系，良好的护患关系能有效地消除或减轻患者因疾病而产生的不良情绪，如焦虑、恐惧、郁闷、愤怒等；建立良好的护患关系有利于患者减轻源于疾病所带来的心理压力。

3. 多方位的人际关系　护患关系除了护士与患者之间的关系外，还牵涉其他的人际关系，如家属、护理同仁、医生等其他人际关系，这些关系构成护患关系的重要组成部分，也从不同角度和方式影响着护患关系。

二、护患关系的基本模式

根据护患双方在共同建立及发展护患关系过程中所发挥的主导程度、各自所具备的心理方位、主动性及感受，可将护患关系分为以下四种基本模式。

（一）主动 – 被动型

这是一种最常见的以疾病护理为主导思想的护患关系模式。其特征是护患双方不是双向作用，而是护理人员对患者单向发生作用，即"护士为患者做什么"。在对患者的护理过程中护理人员处于主动、主导地位，患者处于完全被动的、接受的从属地位。此型适用于生活不能自理、意识障碍的患者，如危重、昏迷、休克、全麻、有严重创伤、精神病及婴幼儿。一般此类患者部分或完全失去正常的思维能力，无法参与意见，需要护士发挥积极主动作用。

（二）指导 – 合作型

这种是疾病护理为指导思想的护患关系模式。双方都有微弱单向作用，护理人员占主动权威性地位，但是患者可向护士提供有关自己疾病的信息，同时也可以就治疗和护理提出自己的意见。其特征是"护士教会患者做什么"。这种类型适用于急性患者，患者一般神志清楚，但病情重，病程短，对疾病治疗护理了解少，需要护士指导，这就要求护士有良好的护患沟通及健康教育技巧，帮助患者早日康复。

（三）共同参与型

患者"久病成良医"，对自身病情变化、治疗效果有切身体验，主动性更强，属双向性诊疗护理关系。其特征是"护士帮助患者做什么"。在这种模式中，双方相互尊重、相互学习、相互协商，护士与患者共同分担风险，共享成果。这种模式主要适用于慢性病和受过良好教育的患者，对自身的疾病与相应的治疗护理有一定的了解，需要护士提供更多的信息与指导，并设身处地地为患者着想，尊重患者的主动权，给予患者充分的选择权，帮助患者获得信心和自理能力。

（四）消极 – 被动型

护理人员处于消极状态，一种是护理人员缺乏使命感和责任感，只按照医嘱处治，另一种是护理人员只能按与患者（家属）的约定处治。

三、护患关系的发展过程

护患关系是一种以患者康复为目的的特殊人际关系，是护士出于工作需要，患者出于需要接受护理而建立起来的一种工作性的帮助关系。良好护患关系的建立与发展一般分为

3个阶段。

（一）观察熟悉期

观察熟悉期是护士与患者相互接触的最初阶段，又称初始期，从护士与患者初次见面开始，护患关系就建立了。此期护患关系发展的主要任务是与患者之间建立信任关系。护患之间的信任是建立良好护患关系的决定性因素之一，是以后进行护理活动的基础。患者通过语言和行为检验护士的可信任和可依赖程度。护士需要向患者介绍病区的环境和设施，医院的规章制度以及与医疗、护理有关的人员等。同时也需要初步收集有关患者身体、心理、社会文化及精神方面的信息及资料。护士通过收集资料发现患者的健康问题，制定护理计划。

（二）合作信任期

又称为工作期，护患双方在信任的基础上开始合作。此期的主要任务是采取具体措施为患者解决健康问题。护士在提供护理时，应注意调动患者的主动性，鼓励其参与治疗护理活动，从而提高患者的自理能力及健康保健知识水平。

（三）结束关系期

护患密切协作，达到预期目标，患者康复出院或转院，或因护士休假、外出等原因，护患关系即进入结束阶段。此期护士应对整个护患关系进行评价，了解患者对其健康状况和护患关系的满意程度，同时，护士也需要对患者进行有关的健康教育，制定出院计划或康复计划，以保证护理的连续性，预防患者在出院后由于健康知识缺乏而出现某些并发症。

四、建立良好护患关系对护士的要求

护士的工作对象是人，其目的是最大限度地帮助患者保持健康，恢复健康，减轻痛苦或让患者安详地逝去。良好的护患关系对患者战胜疾病、恢复身心健康有重要的意义，所以护士要建立良好的护患关系必须做到以下几点。

（一）保持健康的生活方式和情绪

健康的生活方式会对患者产生积极的影响，护士应首先关注自身健康，以健康、积极的形象出现在患者面前。护士应保持良好的心态，自觉控制和调整自己的情绪，不把个人情感反应带到工作中，避免不良情绪对患者的影响。

（二）拥有丰富的科学知识和熟练的技能

医学是一门飞速发展的学科，护士应树立终身学习的理念，不断汲取新理论、新知识、新技能。护士不仅要学习护理专业方面的知识，也需要学习护理相关学科的知识，如文学、艺术、心理、管理、教育等科学知识，这样才能扩大个人的知识面和视野，保持对专业的兴趣，加深对患者的理解。

（三）真诚对待患者，取得患者信任

信任感是良好护患关系的前提，信任感有助于交往的双方产生安全感，使人愿意并能够真诚、坦率地表达自己的价值观、感情、思想及愿望。护理人员在护理的过程中要尽量地去体会患者的感受，了解患者的经历，真诚地对待患者，取得患者的信任。

（四）尊重患者权利，调动患者的积极性

在治疗护理的过程中，护士应该充分尊重患者，对待患者应该一视同仁，让患者感到被接纳和理解，减少孤独与不安。这样，患者才能以良好的心态接受和参与各种治疗，从而最大程度地恢复健康。

（五）掌握良好的人际沟通技巧

护患关系的建立与发展，是通过双方的相互沟通实现的。有效的沟通有利于建立良好的护患关系，无效或缺乏沟通会使护患双方产生误解甚至冲突。因此，护士学习和掌握人际沟通技巧，实现有效沟通，对护患关系的建立和发展至关重要。

项目五　护士的基本素质及其行为规范

护士是护理工作的实践者，肩负着救死扶伤的光荣使命。护理学科要发展，关键在于护理人才，而人才的培养，重在素质。护士素质的高低决定着护士对待护理工作的根本态度，直接影响护理工作的质量和效果。护士要适应整体护理、要体现护理服务的艺术与科学、保证高质量的护理，必须具有较高的素质。

一、素质的概念

素质是心理学的专业术语，指人的一种较稳定的心理特征。它是人在先天基础上，受后天环境、教育的影响，通过个体自身的认识和社会实践，形成的比较稳定的基本品质。素质包括先天和后天两方面。先天的自然性的一面，是指与生俱来的，如感觉器官和神经系统等，特别是大脑结构和功能上的一系列特点；而后天的社会性的一面，是指通过不断的培养、教育、实践锻炼、自我修养而获得的一系列知识技能、行为习惯、文化涵养与品质特点的综合。

护士素质是指在一般素质基础上，结合护理专业特性，对护理工作者提出的特殊的素质要求。它不仅体现在仪表、风度、言谈举止等外在形象上，更体现在护士的道德品质、业务能力等内在的素养上。

二、现代护士应具备的素质

（一）思想道德素质

护士的思想道德素质是基础，没有正确的道德观，就不可能有正确的事业观。思想道

德素质包括政治态度、思想品德、道德情操三方面。

（1）政治态度：热爱祖国，热爱人民，热爱护理事业，有民族自尊心和正义感；勇于创新进取，具有为人类健康服务的奉献精神，能够面对现实，展望未来，追求崇高的理想；在护理活动中努力提高自身素质，为促进护理学科的发展，提高护理质量作贡献。

（2）思想品德：护士应具有高尚的道德品质，有较高的慎独修养，追求人类的健康幸福；护士要实现自己的人生理想，必须以积极的人生态度，崇尚真、善、美，摒弃假、丑、恶，正确认识护理工作的价值和意义，热爱护理专业，有为人类健康服务的奉献精神；护士应有吃苦耐劳的精神和严肃认真的态度，能克服个人困难，必要时放弃个人利益。

（3）道德情操：护理工作维系着人们的生命健康与千家万户的幸福。因此，现代护士理想的人格情操应是：①自尊、自强、自制和自爱；②刻苦钻研业务，勤奋学习；③有高度的社会责任感和爱护生命的纯朴情怀；④自知、自爱，正视自己在能力、品质和行为方面的优缺点，力求不断完善自我。护士应敬业、乐业，忠于职守，救死扶伤，廉洁奉公，实行社会主义人道主义。

（二）科学文化素质

1. 基础文化知识　现代护理学的发展要求护士必须具备一定的基础文化知识，掌握相应的数、理、化知识，这是深入理解医学、护理学理论的必备条件，也是更快更好地接受现代科学发展产生的新理论、新技术的先决条件。

2. 人文、社会科学知识　护士必须掌握一定的人文科学及社会科学知识。护理工作的对象是人，实施的是整体护理。医学模式的转变使护理学的定位从纯医学范畴转变到自然科学与社会科学相结合的领域。学习心理学、伦理学、哲学、美学等人文、社会科学知识，对培养观察力、欣赏力、鉴别能力、思维和表达能力尤为重要。护士只有具备了渊博的人文科学及社会科学知识，不断扩展自己的视野，才能更好地服务于患者。

（三）专业素质

护士应该具备扎实的专业理论知识和规范的实践操作能力。具有敏锐的观察能力、评判性思维能力、决策能力、实践操作能力和自我发展的能力。树立整体护理理念，能用护理程序解决患者的健康问题。具有开展健康教育、护理教学和护理科研的基本能力。

（四）身体、心理素质

具有乐观、开朗、稳定的情绪，坦诚、宽容、豁达的胸怀；具有高度的同情心和责任心；具有较强的适应能力和应变能力；具有健康的体魄、整洁大方的仪表、端庄稳重的举止；具有良好的人际交往和沟通能力；待人热情真诚，有礼貌，同事间相互尊重，团结协作。

素质的形成是一个长期培养的过程，每位护士应刻苦学习，不断培养，提高和完善自己，端正从业动机，把事业需要和社会需要放在首位，使自己所从事的工作具有稳定性、专一性和持久性，努力使自己成为一名高素质的护士。

三、护士行为规范

护士作为医院的重要群体，其行为规范不同于一般的社交行为规范，有其职业的特殊性。美好的护士职业形象不仅对患者的身心健康有积极的影响，而且对护理专业的生存与发展也产生着至关重要的作用。

（一）护士的语言规范

语言是人类传递信息、交流思想的工具。良好的语言在疾病治疗与康复中有着非常重要的作用。因此，护士应掌握一定的语言规范，根据患者的文化程度、理解能力，选择恰当的语言表达方式，以提高护患交流的效果。

1. 护理用语的基本要求 护士在护理工作中应针对不同对象、场合和时间使用相适应的语言，把握语气、音调和感情色彩，表现出良好的自身职业素养。护理用语的基本要求：

（1）语言的规范性：语音应清晰、准确。应以普通话为主，了解地方话或方言有利于护患沟通顺利进行，同时语言内容要严谨、高尚，符合伦理道德的原则。语音清晰、语气温和、语速快慢适中、措辞准确；音量大小适中，使对方能听清楚；交待护理意图简洁、通俗、易懂，避免使用患者难以理解的医学术语。

（2）语言的礼貌性：文明礼貌的语言是滋润人际关系的雨露，是沟通的桥梁，是一个人良好素质的具体体现。患者和护士在人格上是平等的，护士说话文明礼貌，态度亲切热情，能体现出对患者的尊重和理解，患者会感到温暖与安慰，同时也能赢得患者对护士的尊重。相反，护士如果态度冷淡，甚至恶语伤人，会损伤患者的自尊心，损害患者的利益，影响护患关系的建立。

（3）语言的情感性：情感是护士与患者的纽带。俗话说"良言一句三冬暖，恶语伤人六月寒"。护理人员在工作中应充分体现人道主义精神、救死扶伤精神，语言温柔，态度诚恳，充分体现出对患者的同情与爱护，取得患者的信任。因此，护士在与患者交谈中，应做到真挚、热情、稳重。

（4）语言的保密性：护患关系应建立在平等、尊重、真诚的基础上。在医疗护理过程中，护士要实事求是地向患者解释病情和治疗情况，因为患者有"知情权"。但患者的情况差异较大，不同患者对相关问题的敏感性和承受力不同，护士应根据不同的对象区别对待，有的可直言，有的必须委婉、含蓄，而有的则不可相告，以免增加患者的精神负担。此外，护士必须尊重患者的隐私权，凡是涉及患者隐私的情况，如生理缺陷、性病、精神病等要保密，对患者不愿讲述的内容不能过分追问。

（5）语言的治疗性和暗示性：语言具有治疗性作用，是进行心理护理的工具，充满爱心、关心的语言使患者感到亲切、安慰，帮助患者树立战胜疾病的信心，有利康复。语言的暗示性具有双重作用，即治疗性和致病性，它不仅影响人的心理和行为，而且能引起人的生理、病理变化。鼓励性、表扬性语言能起到治疗疾病的暗示性作用。但若暗示性语言使用不当，也能致病。所谓"医院性损伤"，其病因之一就是医护人员的不良话语所引起的暗示作用。护士在日常工作中须随时注意自己的语言对患者所起的作用，充分使用好的暗示性语言。

2. 护士工作中的日常用语

（1）招呼用语：招呼用语要体现出对患者的尊重，如"您好""请""请稍候""劳驾""谢谢"等，不可直呼患者的床号。护士可根据患者的年龄、职业、性别等选择合适的称呼，如"老师""老大爷""小朋友"等，使患者感到亲切、融洽、无拘束。

（2）介绍用语：患者来到医院，面对陌生的环境，会产生孤独感和不安全感，护士要礼貌地自我介绍，如"您好，我叫王红，是您的责任护士，有事您可以找我"。

（3）安慰用语：使用安慰用语，声音要温和，表示真诚关怀，如"请别担心，这种病目前还是有办法的，会得到控制的"，使患者听后有亲切感和希望感，而且觉得合情合理。

（4）征询用语：一般在患者需要帮助或取得其同意时使用，如"您需要我帮忙吗""我能看一下注射部位吗"等，主动征询，及时给予帮助，会使患者感受到家庭般的温暖。

（5）电话用语：给对方打电话时，要做到有称呼，如"您好，请找王大夫接电话，谢谢"。同时必须注意通话时间适宜、内容简练、表现文明。接听对方电话时，铃响三声接电话最为适宜，并自报家门，如"您好，这里是消化内科病房，请讲"。

（6）迎送用语：新患者入院，护士应主动热情接待，表示尊重和欢迎，使患者感受到真诚的关怀，主动接过患者携带的物品，礼貌地了解患者的姓名，安置合适的床位，并护送到床边，热情地向患者介绍相关事宜。患者出院时，护士应送到病房门口，用送别的语言与患者告别，如"请注意休息""请按时服药""请定期复查"等。让患者感觉亲切、温暖，以增强其战胜疾病的信心，促进其早日恢复心身健康。一般情况下，送别患者时不要说"再见"。

3. 护理操作中的解释用语 在临床护理实践中，护士为患者进行任何护理技术操作，如注射、洗胃、灌肠、导尿时，都应清楚、准确地向患者解释，以尊重患者的权利，及时告知将为他们进行的是什么护理操作，为什么要采取该项操作并进行相关方面的指导，同时鼓励患者提出问题。有效的解释使患者能够理解，感到放心，愿意合作。护理操作解释用语可分三部分：操作前解释、操作中指导和操作后嘱咐。

（1）操作前解释：①交待本项操作的目的，征得患者同意。②简述操作方法及操作过程中患者将会产生的感觉。③了解患者对该项操作的态度及愿望，明确告知操作过程中可能产生的不适，必要时承诺采用熟练的护理技术，尽可能减轻或避免这种不适。④交待患者应做的准备工作。

（2）操作中指导：①操作过程中具体地指导患者配合方法，如深呼吸、放松腹部等。②应用鼓励性语言，使患者增强信心；应用安慰性语言，转移其注意力，减轻或消除患者的紧张和不安。

（3）操作后嘱咐：①及时询问患者的感觉，了解操作的效果。②交待操作后的注意事项。③感谢患者的合作。

（二）护士的非语言规范

非语言沟通是一种伴随语言，具有较强的表现力和吸引力，可跨越语言不通的障碍，比语言沟通更具有感染力。在日常生活中，人们所采取的沟通方式有 60% ～ 70% 是非语言沟通方式。在医疗护理活动中，非语言沟通在某些情况下更显得尤为重要。例如，婴幼儿、使用呼吸机的患者、口腔手术患者等，不能采用语言和医护人员沟通，只能依靠表情姿势等变化表达自己的感受。因此，非语言沟通是护士获取信息的重要途径。非语言沟通的主要形式包括倾听、面部表情、体态、触摸、空间效应等。

1. 倾听 倾听是指全神贯注地接受和感受对方在交谈时发出的全部信息（包括语言的和非语言的），并做出全面的理解。对护理人员而言，在沟通的各项技能中，掌握倾听的技巧尤为重要。认真的倾听除了听取患者讲话的声音、声调、流畅程度、语言外，还应观察患者的面部表情和身体姿态，尽可能全面理解患者所要传达的信息。倾听要注意以下几个方面的问题：

（1）全神贯注，集中精力：护士和患者沟通的时候，对患者所说的内容暂时不做评价，也不要随意打断患者的谈话或转换话题。倾听时护士要用微笑、点头来回应，表示你在听患者讲话，鼓励患者继续交谈下去。倾听过程中不可做与倾听无关的事情，如看表、观望其他事物等，或表现出不耐烦的神情。

（2）保持合适的距离：护士与患者进行沟通时应保持眼神的接触，彼此之间距离大约为 1 米。双方位置平衡，不可使患者处于仰视位。要保持轻松自然的姿势，稍向患者倾斜，大约为 60°。

（3）及时反馈，慎重判断：护士在倾听过程中，对患者所说的内容要进行适当的反馈和核实，使患者感到护士对他讲话的理解是正确的。

2. 面部表情

（1）微笑：微笑是一种最常用、最自然、最容易被对方接受的面部表情，是一个人内心世界的反应。真诚、自然、适度、适宜的微笑能体现出护士的诚心、亲切、关心、同情和理解，可以缩短护患间的心理距离，缓解患者紧张、焦虑和不安的情绪，从而获得患者的信任和支持，为患者营造出一种愉悦、和谐、安全、可信赖的氛围，帮助患者树立战胜疾病的信心。

（2）目光："眼睛是心灵的窗户"，目光接触即是眼神交流，它是面部表情中非常重要的部分。护士对患者真诚、和善的情感常通过眼神来传达。护士与患者进行目光交流时要注意注视角度、时间及部位。护士注视患者的角度应为平视，平视能体现对患者的尊重和护患之间的平等关系。护患沟通时与患者的目光接触时间不能少于全部谈话时间的30%，也不能超过全部谈话时间的60%。如为异性患者，每次目光对视的时间不超过10秒，长时间目不转睛地注视对方是一种失礼的表现。护士与患者交流时宜采用社交凝视区域，使患者产生一种恰当及有礼貌的感觉。

3. 皮肤接触　皮肤接触是护士在实施护理中常用的交流方式之一。皮肤接触可作用于精神、神经系统，使患者感到愉悦，同时还可以增强免疫系统功能，从而提高治疗效果。护士在临床护理工作中，根据患者的性别、年龄、文化背景等因素，对不同病情的患者采用恰当的皮肤接触，能增强护理效果。如对卧床患者进行按摩、翻身等，不仅可使患者感到舒适、愉快，还能促进局部血液循环，防止压疮的发生；当患者高热时，护士可触摸他的额头，使患者得到心理上的支持；当患者视、听觉发生障碍或肢体残障时，护士可通过触摸、搀扶，使患者得到极大的关怀；当产妇分娩时，护士可紧握产妇的手，使产妇的情绪得到稳定。但触摸的行为应明智地使用，要考虑性别、年龄、社会文化背景、双方的关系、当时的情况及体触的形式等，避免产生消极效应。

4. 沉默　在护患沟通过程中，沉默本身也是一种信息交流，是一种超越语言功能的沟通方式，有时可以起到"此时无声胜有声"的作用。因此，护士与患者沟通中恰当地应用沉默，可以提高沟通效果。如当患者受到情绪上的打击而哭泣时，护士轻轻握住她的手，递上一块毛巾，暂时以沉默的态度表示关心，会起到很好的效果。沉默可以表达护士对患者的关怀、同情和支持，可以使患者释放压抑的情感，使情绪得到调整。

5. 空间距离　任何一个人，都需要在自己的周围有一个自己把握的自我空间，它就像一个无形的"气泡"一样为自己"割据"了一定的"领域"。生物学上叫"生物安全圈"，倘若异物侵入，就会感到警觉不安。一个人必须与他人保持一定的间隔范围才能有舒适感、安全感和控制感，这个空间范围称为空间距离。不同的距离代表不同的人际关系。美国学者爱德华·霍尔将人际距离分为四个层次，即亲密距离、个人距离、社交距离和公众距离。

（1）亲密距离（0～0.46m）：是一种允许身体接触的距离，是非常亲密的人之间的交流距离。在护理工作中，有些操作需要与患者保持这种距离，如皮肤护理、头发护理、生命体征的测量、导尿等。因此，操作前护理人员应向患者做必要的解释与说明，并注意遮挡患者，避免引起患者不适和医疗纠纷。

（2）个人距离（0.46m～1.2m）：伸手可触及对方的手，但不容易接触到对方的身体，是一般交往时保持的距离。通常熟人、朋友、同事之间的交谈多采用这种距离。护士常在这种距离范围内对患者进行健康教育、心理咨询等，是护士与患者之间较为理想的人际距离。

（3）社交距离（1.2m～3.6m）：常为人际关系不密切时的交往距离，主要用于社会交谈或商贸谈判，如小型会议、商务洽谈或宴会等。在护理工作中对比较敏感的患者或异性患者可以采用这种距离，以缓解对方的紧张情绪。

（4）公众距离（>3.6m）：主要适合群体交往，如上课、演讲、做报告等。在距离较远的情况下，可通过提高说话声音、增加手势等方式来调整，以拉近心理距离。

（三）护士的仪表规范

仪表，通常是指人的外观、外貌，其中主要是指人的容貌，在人际交往中，每个人的仪表都会引起交往对象的特别关注，并将影响着对自己的整体评价。

1. 护士的仪容　护士的仪容应是自然、大方、雅净、亲切、热情、安详。要保持面部干净清爽、无汗渍、无油污、无泪痕，无其他不洁之物。不在患者面前挖鼻孔、擤鼻涕；做到牙齿清洁，无异物，口腔无异味，在上班前忌食气味刺鼻的东西，如葱、蒜、烟、酒等；避免发出异响，如呵欠、喷嚏、咳嗽、打嗝等。

2. 护士的修饰　护士可适度修饰仪容，但要与护士角色相适应。护士佩戴的饰物应与环境和服装协调，工作时间不宜佩戴过分夸张的饰物，以少、精为原则。要及时修剪指甲，长度以不超过手指指尖为宜，不得涂彩色指甲油。可适当化淡妆，以自然、清新、高雅、和谐为宜。

3. 护士的服饰　护士的着装应以整洁、庄重、大方、适体、衣裙长短适度、方便工作为原则，并与工作环境协调一致。

（1）护士服：护士服不仅是专业的特征，更可体现护士群体的精神风貌。护士服是护士工作的专用服装，是区别于其他医疗服务人员的重要标志，它代表着护士的形象，是白衣天使的象征。护士服的款式和颜色多种多样，以白色为主，可根据不同的科室特点选择。如小儿科选用粉红色、手术室选用淡蓝色、急救中心选用浅绿色等。

（2）护士帽：护士帽是护理人员的职业象征，护士帽有两种：燕帽和圆帽。戴燕帽时，如果护士是短发，要求前不遮眉、后不搭肩、侧不掩耳；如果护士是长发，应梳理整齐盘于脑后，发饰素雅端庄。燕帽应平整无折并能挺立，应距离发际4 cm～5cm，戴正戴稳，高低适中，用白色发卡固定于燕帽后，发卡不得显露于帽的正面。戴圆帽时，头发应全部遮在帽子里面，前后左右都不外露头发，边缝应置于脑后，边缘整齐。

（3）护士鞋和袜：护士鞋以白色或米色平跟或小坡跟为宜，行走时防滑、无响声。鞋子应经常刷洗，保持干净清洁。护士袜应以肉色或浅色为佳，袜口不宜露在裙摆或裤脚的外面。在炎热的夏季护士应着丝袜，不可光脚穿鞋，使腿部皮肤裸露。丝袜破损应及时更换。

（4）口罩：护士根据脸型大小及工作场景选择合适口罩。戴口罩应端正，系带系于两耳，松紧适度，遮住口鼻，注意不可露出鼻孔。纱布制口罩应及时换洗消毒，保持口罩清洁美观。一次性口罩应及时处理，不应反复使用。护士不应戴有污渍或被污染的口罩，不宜将口罩挂于胸前或装入不洁的口袋中。护士应先洗手，后戴取口罩。

总之，护士在工作中，应以美好的服饰礼仪展现护士的外在美，以良好的服务体现护士的内在美，使患者得到美的熏陶，给患者以鼓舞和力量，以利于患者积极配合，顺利康复。

（四）护士的举止规范

护士在交往中，尤其是在工作场合，要遵守举止有度的原则，即要求护士的体态合乎约定俗成的行为规范，做到"坐有坐相，站有站相"。护士的行为举止应做到：尊重患者，维护患者的权利；尊重自我，掌握分寸；尊重风俗，与具体情况相适应。护士的基本姿态包括站姿、行姿、坐姿等。

1. 站姿　"站如松"，护士站立时，头部端正，微收下颌，颈部挺直，面带微笑，目视前方。挺胸收腹，两肩平放、外展放松，立腰提臀。两臂自然下垂，双手相握在腹部肚脐位置。两腿并拢，呈"V"形，或两脚呈"丁"字步。全身既挺拔向上，又随和自然。

2. 坐姿　坐姿即人在就座之后所呈现的姿势。护士的坐姿应体现端庄、稳重、文雅、舒适的感觉。正确的坐姿应该是：臀部位于椅子前 1／2 至 2／3 的位置，上身端庄挺拔，两腿并拢，两脚自然着地，并向自己身体靠近，肩臂放松，双手自然交叉或相握轻轻置于大腿上。

3. 行姿　行姿又叫走姿或行进姿势，是人们在行走时所表现的具体姿势。它始终处于动态之中，所体现的是护理人员的动态之美和精神风貌。它是站姿的延续，即在站姿的基础上展示人体动态的姿势。良好的行姿应该是"行如风"，即轻盈、敏捷。正确的行姿应是两眼平视，面带微笑，步履自然轻盈，抬头、挺胸收腹、肩放松，有节奏。行进时目标要明确，脊背和腰部伸展放松。注意行走时移动的中心在腰部，而不是脚部。膝盖和脚踝应轻松自如，脚尖正对前方，脚跟先着地，通过后腿将身体的重心移送至前脚，促使身体前移。在行进的过程中，双肩保持平稳，避免摇晃，两手臂自然、有节奏地摆动，摆动的幅度30°左右最好。行走有节奏感，避免在短时间内速度时快时慢。

4. 护理工作场景中的行为要求　在护理工作中，护士经常需手持治疗盘、推治疗车等用于特定的护理操作。在操作中，护士要做到稳妥和自然。

（1）端治疗盘：身体站直，挺胸收腹，双眼平视前方，双肩放松，上臂下垂，肘关节呈90°，双手托盘平腰处，拇指扶住治疗盘中间的两侧，手掌和其余四指托住治疗盘的底部，重心保持于上臂，与手臂一起用力；取放行进平稳，不触及护士服。开门时不能用脚踢门，而应用肩部轻轻将门推开。

（2）推治疗车：按照行姿的要求行走。抬头、面向前方，双眼平视，保持上体正直，挺胸收腹，腰部挺直避免弯曲，身体形成一条直线。双肩应保持平稳，两手扶住治疗车的两侧推车行走。

（3）持医疗文件夹：一手持文件夹中部轻放在同侧胸前，稍外展，另一手自然下垂或者轻托文件夹的下方。

（4）下蹲：下蹲是由站立的姿势转变为双腿弯曲，身体高度下降的姿势。它是在某些特殊情形下采取的暂时性姿势，时间不宜过长，以免引起不适，如整理工作环境、捡拾地面物品时使用。基本要求：一脚在前，一脚在后，两腿靠紧下蹲，前脚全脚掌着地，小腿基本垂直于地面，后脚脚跟抬起，前脚掌着地，臀部要向下。

注意事项：①不要突然下蹲；②不要距人过近下蹲；③下蹲时最好与其他人侧身相向；④注意遮掩自己身体；⑤不要随意滥用下蹲。

复习思考

1. 现代护士的角色包括哪些？

2. 简述护患关系的基本模式。

3. 王某，男，49岁，以"急性心肌梗死"收入院。入院后，给予一级护理，低盐饮食，并嘱患者绝对卧床休息。但患者认为自己虽然患病，仍然可以下床活动，因此表现为烦躁、愤怒，请问：该患者出现了哪种角色行为模式，并分析其心理原因。

扫一扫，知答案

扫一扫，看课件

模 块 三
护理学支持理论

【学习目标】

掌握一般系统论、基本需要层次论、压力与适应理论在护理工作中的应用。

熟悉护理学支持理论的基本内容和主要观点。

了解系统、需要、压力、压力源、压力反应、适应的概念。

案例导入

患者，男，18岁，篮球运动员，因意外交通事故造成左下肢粉碎性骨折，行截肢清创术后生命体征平稳。患者清醒后得知伤情突然晕厥过去，经医生抢救后清醒，但情绪极不稳定，痛苦万分，拒绝任何治疗和护理。

思考：针对患者的身心痛苦，应该如何给予系统的整体护理？

护理学作为一门年轻的学科，学科的发展迫切需要建立起自己的理论体系。在其理论体系的构建与护理实践过程中，也引用了许多其他学科的理论，如系统论、人的基本需要层次理论、压力与适应理论、沟通理论等，这些理论用科学的方法解释护理现象，从不同角度说明护理工作的性质，有助于加深对护理学的深入理解，促进护理实践的发展。

项目一　系统理论

系统作为一种思想源远流长，古代就已有萌芽。但作为一种科学术语、一种理论使用，最早由美籍奥地利理论生物学家贝塔朗菲（L.Von.Bertalanffy）提出。1925年，贝塔朗菲提出应把有机体视为一个整体或系统来考虑。1937年，贝塔朗菲第一次提出"一般系统论"的概念。1968年，贝塔朗菲发表了《一般系统论——基础、发展与应用》，全面总结了他 40 年来研究一般系统论的成果，为系统科学提供了纲领性的理论指导，被公认为是一般系统论的经典性著作。20 世纪 60 年代后，系统论得到了广泛的发展，其理论与方法已渗透到自然科学和社会科学的许多领域，日益发挥着重大而深远的影响。

一、系统的基本概念

系统是由若干相互联系、相互作用的要素所组成的具有一定结构和功能的有机整体。这个定义有两层意义：一是指系统是由一些要素所组成，这些要素之间相互联系、相互作用；二是指每个要素均有自己独特的结构和功能，但这些要素集合起来构成一个整体后，它又具有各单独要素所不具备的整体功能。比如大到我们生活的宇宙、小到细胞都是系统。

二、系统的分类

自然界与人类社会存在着千差万别的各种系统，人们可以从不同角度进行分类。常用的分类方法有以下几种。

（一）按人类对系统是否施加影响分类

系统可分为自然系统和人造系统。自然系统是自然形成、客观存在的系统，不具有人为的目的性和组织性，如生态系统、人体系统等。人造系统是指为达到某种目的而人为建立起来的系统，如机械系统、护理质量管理系统等。现实生活中，大多数系统是自然系统与人造系统相结合的产物，称为复合系统，如医疗系统、教育系统等。

（二）按系统与环境的关系分类

系统可分为开放系统与封闭系统。开放系统是指与外界环境不断进行物质、能量与信息交流的系统，如生命系统、医院系统等。开放系统与环境的联系是通过输入、转换、输出和反馈过程来完成的（见图 3-1）。输入是指物质、能量与信息由环境流入系统的过程；而由系统流入环境的过程称为输出；转换是系统对输入的物质、能量、信息进行加工、处理、吸收；反馈是系统的输出对系统再输入的影响，即环境对输出的反应。开放系统正是通过输入、输出及反馈与环境保持协调和平衡并维持自身的稳定。封闭系统是指不与周围环境进行物质、能量和信息交换的系统。绝对的封闭系统并不存在，只有相对、暂时的封闭系统。

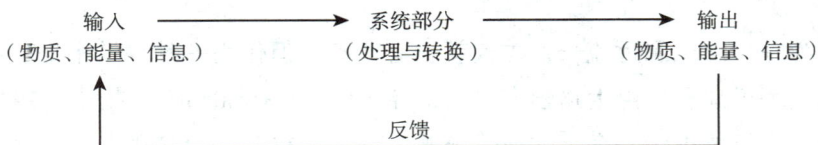

图 3-1　开放系统示意图

（三）按系统的运动状态分类

系统可分为动态系统与静态系统。动态系统是指系统的状态是随着时间的变化而变化的系统，如生物系统、生态系统。静态系统是指系统的状态不随时间的变化而变化，具有相对稳定性的系统，如一个建筑群。不过，绝对的静态系统是不存在的。

三、系统的基本属性

1. 整体性　整体性是系统理论的基本思想。系统的整体性主要表现为系统的整体功能大于系统各要素功能之和。系统是由若干要素组成，每个要素都具有自己独特的结构和功能，但系统的功能不是各要素功能的简单相加。当要素以一定方式有机地组织起来，构成一个整体时，就具有了孤立要素所不具备的新功能。例如，人是一个系统，作为一个有机体，他（她）由生理、心理、社会文化等各部分组成，人的整体生理功能又由血液循环、呼吸、消化、泌尿、神经肌肉和内分泌等不同系统和组织器官组成。这些组成部分或器官组织中，每一个单独的部分均不能代表和体现人的整体性，只有当各部分相互作用、协调一致时，才形成一个完整的、独特的人。因此，我们在研究系统对象时，应该将其视为有机的整体，探索每个要素以及要素与要素之间的关系，通过对系统、要素、环境之间关系的分析，认识整体的性质与规律。

2. 相关性　系统各要素之间是相互联系、相互制约的，系统中任何一个要素的性质或作用发生了变化，都会引起其他各要素甚至系统整体性质或行为的变化。

3. 动态性　系统是随时间的变化而变化的，系统为了生存与发展，不断调整自己的内部结构，并且不断与环境之间进行物质、能量与信息的交换和流通。

4. 目的性　每个系统都有明确的目的，不同的系统有不同的目的。系统结构不是盲目建立的，而是根据系统的目的和功能需要，设立各次系统，建立各次系统间的联系。

5. 层次性　层次性是系统的本质属性。每个系统可以分为许多比较简单的、相互联系的次系统（要素）；同时，它自身又是更高层次即超系统的次系统（要素）。例如，人是由不同的器官组成的，但人又是家庭的组成部分，即器官是人的次系统，人是器官的超系统、又是家庭的次系统（图3-2）。系统的层次间存在着支配与服从的关系。高层次支配着低层次，起着主导作用。低层次从属于高层次，它往往是系统的基础结构。

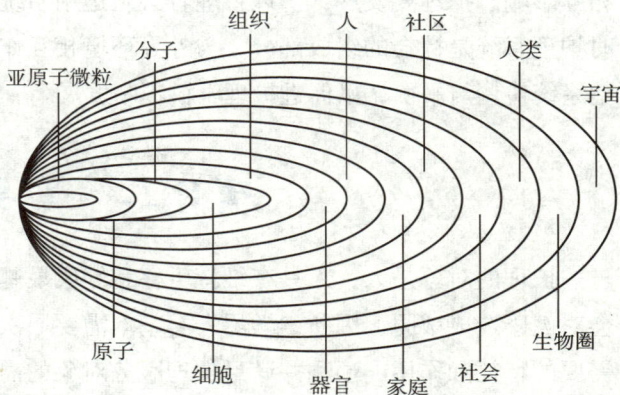

图3-2　一般系统论示意图

四、一般系统论在护理工作中的应用

1. 促进了整体护理体系的形成 用系统的观点看，人是一个整体，是一个自然、开放的系统。根据系统论的观点，人是由生理、心理、社会、精神、文化组成的统一体。人的生理、心理、社会等方面相互依存、相互作用，人生命活动的基本目标是维持人体内外环境的协调与平衡。这种协调与平衡既包括体内各要素结构与功能的正常及相互关系的协调，又包括自身对外环境变化的适应性调整。在护理工作中，我们应将人看成是一个整体的开放系统，既考虑通过调整人体系统内部，使其适应周围环境；又要改变周围环境，使其适应系统发展需要，促使机体功能更好地运转。因此，护士仅仅提供疾病护理是不够的，还应提供包含生理、心理、社会等要素的整体性照顾，即整体护理。从某一次系统的问题想到可能导致的其他次系统的问题，从生理疾患想到可能引起的心理问题，从患者的情绪、心理障碍考虑到潜在的躯体症状。由此可见，系统论促进了整体护理体系的形成。

2. 系统理论是护理程序的基本框架 护理程序是现代护理的核心，它包括评估、诊断、计划、实施和评价五个步骤。护理程序可以看成是一个开放系统。输入的信息是护士经过评估后的病人基本健康状况及对疾病的反应、护理人员的知识水平与技能、医疗设施条件等，经过诊断、计划和实施后，输出的信息主要是护理后病人的健康状况。经过评价与预定的目标进行比较，若病人尚未达到预定健康目标，则需要重新收集资料，修改计划及实施，直到病人达到预定健康目标，这是反馈和再输入的过程。

3. 系统理论是护理理论发展的依据 一般系统论为许多护理理论家所借用，如罗伊的适应模式、纽曼的系统模式等，这些护理理论和模式又为整体护理的实践提供了坚实的理论支撑。

4. 系统理论为护理管理者提供理论支持 护理系统是一个动态的、开放的系统，包括临床护理、护理教育、护理科研等一系列相互关联、相互作用的子系统，它们之间的功能相互影响。护理要发展，护理管理者必须运用系统方法使其内部各要素之间相互协调；同时护理系统是社会的组成部分，与外界环境相互作用、相互制约，所以护理系统还需与其他系统协调与平衡，以促进护理学科不断发展。

项目二　需要理论

护理的对象是人，人具有维持生存和健康最基本的需求，如果这些需求未获得满足就会对健康造成威胁，因此，学习人类基本需要层次理论，可以帮助护理人员充分认识基本需要的特征和作用，预测并满足护理服务对象的需要，维持和促进服务对象的健康。许多心理学家、哲学家从不同角度探讨了人类基本需要，形成了不同的理论。其中最有影响、

应用最广泛的是马斯洛的人类基本需要层次论。

一、需要的概念

需要是人脑对生理与社会要求的反应，是指生物体处于缺乏或不足状态时，想去满足或补充那些不足或缺乏的倾向。因此，需要是维持生命不可或缺的基本条件。

当人们的生理、心理和社会的需要出现缺乏状态时，如果机体的自动平衡倾向能让缺乏得到满足，就不产生需要，如果缺乏得不到满足，则产生需要。只有当缺乏得到满足，人体才能达到健康的平衡状态。反之，个体则可能陷入紧张、焦虑、愤怒等负性情绪中，导致人体失去平衡而产生疾病。

二、需要层次理论

马斯洛将人的基本需要层次理论按照其重要性和发生的先后顺序，形象地用"金字塔"形状来进行描述，由低到高分为 5 个层次，依次为生理需要、安全需要、爱与归属需要、尊重需要和自我实现的需要（图 3-3）。

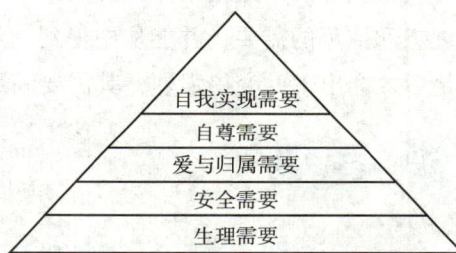

图 3-3　人类基本需要层次论

（一）生理需要

生理需要是维持生存和种族延续的最基本需要，包括食物、水、排泄、睡眠和空气等。生理需要是人类最基本、最低层次的需要，是其他需要的基础。当生理需要得到满足后，个体就会产生更高层次的需要；如果生理需要得不到满足，人类就无法生存。所以，在一切需要未得到满足之前，应首先考虑生理需要。

（二）安全需要

安全需要是人类寻求保障自身，摆脱各种威胁，从而获得安全感的需要，涉及生理和心理两个方面，包括生命安全、财产安全和职业安全等。生理安全是指个体需要处于一种生理上的安全状态，以防身体上的伤害或生活受到威胁；心理安全是指个体需要有一种心理上的安全感，希望得到别人的信任，避免恐惧、焦虑和忧愁等不良情绪。例如，人们更喜欢在熟悉的环境下工作，希望在工作中有良好的人际关系等，都是为了更好地满足生理和心理上安全感的需要。安全需要普遍存在于各个年龄期，尤以婴儿更易察觉。

（三）爱与归属需要

爱与归属的需要是指个体需要被他人爱和接纳，同时也需要去爱和接纳他人，与他人建立良好的人际关系，产生所属团体的归属感。如渴望父母、朋友、同事、上级等对其所表现的爱护与关怀、温暖、信任、友谊以及爱情等。马斯洛特别强调，人是社会的动物，没有人希望自己过孤独生活，总希望有些知心朋友，有个温暖的集体，渴望在团体中与他人建立深厚的感情，保持友谊和忠诚。若这一需要得不到满足，人便会感到孤独、空虚与绝望。

（四）尊重的需要

尊重的需要是个体对自己的尊严和价值的追求，包括自尊与他尊两个方面。自尊是指一个人希望自己能够独立、有价值、自由、自信，是人类积极性的源泉；他尊是指一个人希望得到他人的赏识和敬重，渴望自己的能力和工作能够得到社会的认可和肯定。尊重的需要得到满足会使人产生自信，感觉有价值、有能力。反之，将会使人失去自信，怀疑自己的能力和价值，出现自卑、软弱、无能的感受。

（五）自我实现的需要

自我实现的需要是指个体充分发挥自己的潜能，实现自己在工作、学习及生活上的愿望、理想和抱负的需要，并能从中得到满足。它是最高层次的需要，是在其他需要得到基本满足后才会出现并变得强烈，其需要满足的程度和满足的方式有很大的个体差异。

知 识 链 接

凯利希的需要层次论

1977 年，美国护理学家凯利希（Richard Kalish）在马斯洛的基础上加以修改和补充，在生理需要和安全需要之间又增加了一个层次，即刺激的需要，包括性、活动、探索、好奇和操纵等。凯利希认为知识的获取是人类好奇心和探索所致，性和活动的需求虽然属于生理需要，但是这些需要必须等到氧气、水分、食物、休息、排泄等生理需要得到满足后才会寻求；同时，人们往往为了满足好奇心，在探索各项事物的过程中忽略自身的安全。因此，刺激的需要列在生理需要之后而优于安全的需要。

三、需要层次理论的基本观点

1. 人的需要从低到高有一定层次性，但不是绝对固定的。

2. 需要的满足过程是逐级上升的。当低层次需要满足后，就向高层次发展。这五个层次需要不可能完全满足，层次越高，满足的百分比越小。

3. 人的行为是由优势需要决定的。同一时期内，个体可存在多种需要但只有一种占支配地位，并且优势需要是在不断变动的。

4. 各层次需要相互依赖，彼此重叠。较高层次需要发展后，低层次的需要依然存在。

只是对人行为影响的比重降低而已。

5. 不同层次需要的发展与个体年龄增长相适应，也与社会的经济与文化教育程度有关。

6. 高层次需要的满足比低层次需要满足的愿望更强烈，同时，高层次需要的满足比低层次需要的满足要求更多的前提条件和外部条件。

7. 人的需要满足程度与健康成正比。在其他因素不变的情况下，任何需要的真正满足都有助于健康发展。

四、需要层次理论在护理工作中的应用

人类基本需要层次理论为护理人员评估患者健康资料提供了一个理论框架，有助于指导护士识别、预测和满足各类护理对象的需要，以促进和维持健康。

（一）需要层次理论对护理实践的指导意义

1. 帮助护士识别护理对象未满足的需要 护理人员按照需要层次理论可系统地收集护理对象的有关资料，并进行归纳与整理，评估并识别患者不同层次尚未满足的需要。通常这些未满足的需要正是护士需要帮助护理对象解决的健康问题。

2. 帮助护士更好地理解护理对象的行为和情感 需要层次理论有助于护理人员更好地理解患者的行为和情感。例如，手术前病人出现焦虑恐惧，这是安全需要；老年患者需要亲人的关心和陪伴，这是爱与归属的需要。

3. 帮助护士预测护理对象尚未出现或未表达出的需要 护理人员根据需要层次理论，针对可能出现的问题，采取相应的预防措施，以防问题的发生。如在患者新入院时，护理人员热情接待，及时介绍病房环境和规章制度，介绍主治医生、责任护士及病友，从而避免患者由于对环境陌生而产生紧张、焦虑的情绪。

4. 帮助护士识别护理对象需要的轻重缓急 护理人员按照基本需要的层次及各层次之间的关系，识别护理问题的轻、重、缓、急，确定护理计划的先后顺序，采取有效的护理措施，满足患者的需要。例如，对于各种大出血的患者，护士工作的重点是满足患者的生理需要。

（二）帮助患者满足基本需要

人在健康状态下可依靠自己满足需要，但在患病时情况就发生了变化。一方面疾病可导致个体某些需要增加，而另一方面个体满足自身需要的能力却明显下降，因此需要护理人员作为一种外在的支持力量帮助患者满足需要。护理人员必须了解个体在疾病状态下有哪些特殊需要以及这些需要对健康的影响，设法满足患者的需要。

1. 生理需要 疾病状态常使个体的基本生理需要得不到满足而表现为营养失调、排泄失禁、缺氧等，甚至可能导致患者的死亡。护理工作的重点是了解患者的基本需要，采取有效措施予以满足。

2. 安全需要 患者患病期间由于环境的变化、疾病的威胁、舒适的改变，会感到生命受到威胁而使安全感明显降低。他们既要寻求医护人员的保护和帮助，又担心会发生医疗护理失误。护理人员应加强对患者的入院介绍和健康教育，避免各种损害因素，提高诊疗、护理水平，减轻患者的精神困扰，增强患者的自信心和安全感。

3. 爱和归属的需要 患者住院期间，由于与亲人的分离和生活方式的变化，爱和归属的需要变得更加强烈，他们希望亲人能对自己表现更多的爱和理解，也为自己不能像健康时那样施爱于亲人而痛苦。护理人员应协助患者尽快熟悉环境，建立良好的护患关系，使患者感受到护理人员的关怀和爱心。同时要加强与其家属、亲友的沟通，鼓励家属探视，减轻患者的孤独感，满足患者爱与归属的需要。

4. 尊重的需要 疾病可导致个体某些方面能力下降甚至丧失，这会导致个体的自我概念紊乱，影响其对自身价值的判断，担心自己成为别人的负担，担心被轻视等。护理人员在与患者的交往中应注重患者的感受，尊重患者的隐私权，同时应充分调动患者的自我护理能力以增强患者的自尊感。

5. 自我实现的需要 这是患者在患病期间最受影响且最难满足的需要。疾病不可避免地导致个体暂时或长期丧失某些能力，不得不离开学习和工作岗位。常使患者陷入失落、沮丧，甚至悲观、绝望的情感状态。这种不良情感反过来又会使个体的健康状况进一步恶化。护理的功能是保证低层次需要的满足，为自我实现需要的满足创造条件。在此基础上，护理人员应鼓励患者表达自己的个性、追求，帮助患者认识自己的能力和条件，战胜疾病，为达到自我实现而努力。

（三）满足患者需要的方式

1. 直接满足患者的需要 对暂时或永久性的丧失自我满足需要能力的患者，护理人员应及时采取有效措施，满足患者的基本需要，以减轻痛苦，维持生命。如昏迷者、瘫痪者等，需要护理人员为其提供全面的帮助。

2. 协助满足患者的需要 对一些具有一定自我满足需要能力的患者，护理人员可根据具体情况指导患者尽量依靠自己的力量满足需要，同时有针对性地提供必要的帮助和支持，以提高患者的自护能力，促进患者早日康复。如协助卧床患者进食、功能锻炼等。

3. 间接满足患者的需要 对那些有自护能力，但缺乏知识、信息和专业技术的患者，护理人员可通过健康教育、卫生宣教、咨询指导、科普讲座等多种形式为患者提供卫生保健知识，以提高自我满足需要的能力；通过改变环境，消除阻碍或影响护理对象基本需要满足的因素，避免健康问题的发生或恶化。如协助糖尿病患者制定饮食计划，对孕产妇进行保健知识和育儿指导等。

护理人员无论通过哪种方式满足护理对象的需要，其最终目的都是希望他们能独立满足自我需要。

项目三　沟通理论

由于社会文化背景、人格特征及社会地位等的不同，护理人员在提供健康服务时，需要运用沟通的理论和技巧建立良好的护患关系，从而保证护理工作的顺利进行。

一、沟通的概念和要素

（一）沟通的概念

沟通（communication）是一个遵循一系列共同规则互通信息的过程。沟通又称交流，是人类最基本最重要的活动之一，是一个连续和循环的过程。人们对沟通的认识经历了 3 个阶段。早期的沟通理论是一种操作模式，注重于信息怎样从一个人传达到另一个人。随后出现了相互作用模式，即接受者接到信息后再反馈给发送者。20 世纪 70 年代出现了往返模式，即一方给另一方发送信息时，双方同时给予反馈。

（二）沟通的要素

一个完整的沟通过程一般由 6 个基本要素构成（图 3-4）。

1. 信息背景　指引发个体进行沟通的所有刺激或理由，包括各种生理、心理、精神或物质环境等因素。

2. 信息发出者　指发出信息的主体，可以是个人、群体或组织，也称信息的来源。

3. 信息　指能够传递并能被接受者的感觉器官所接受的观点、思想、情感等，包括语言和非语言的行为以及这些行为所传递的所有影响。信息是沟通的最基本要素和灵魂。

4. 信息接收者　是指信息传递的对象，即接收信息的人。

5. 信息传递途径　是指信息传递的渠道或手段。它可包括视觉、味觉、听觉、嗅觉和触觉等多种方式。

6. 反馈　是指信息接收者返回到信息发出者的信息，即信息接收者对所获得信息的理解和反应。

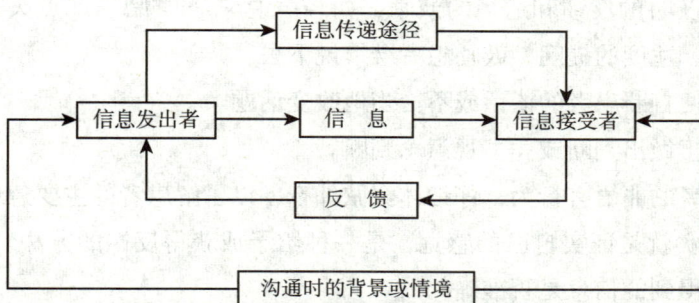

图 3-4　沟通的构成要素

二、沟通的类型

1. 语言性沟通 语言是人类用来交流信息常见的重要工具，语言性沟通是指使用语言、文字或符号的形式将信息发送给接受者的行为，其效果受个人意识的影响，并受文化、社会、经济及教育程度的影响。人与人之间的沟通约有 35% 属于语言性沟通。可分为书面语言沟通及口头语言沟通两种形式。

（1）书面语言：以文字及符号为传递信息的工具，一般比较正式、准确，具有备查的功能。包括阅读、写作、备忘录、协议等，其中最常用的是阅读和写作。

（2）口头语言：以语言为传递信息的工具，即说出的话，包括交谈、演讲、汇报、电话、讨论等形式。

2. 非语言性沟通 指不使用语言、文字或符号的交流。所包括的信息是通过身体姿势、目光接触、面部表情、气味、着装及利用空间、时间、声音和触觉产生的，常伴随着语言性沟通而发生。人与人之间的沟通约有 65% 是非语言沟通的形式，由于一个人很难控制自己的非语言性反应，所以一般较能表达真实的感受。

三、常用的沟通技巧

（一）倾听

倾听是指全神贯注地接收和感受对方在交谈时所发出的全部信息，并试图理解所传达的信息。

1. 参与 参与是全身心的倾听，并且把对方所表达的内容在内心认真予以考虑和判断，并做出反应。

（1）与患者保持适当距离，一般保持 0.5m～1m 的距离较为适当。

（2）保持放松，采用适当的面部表情和身体姿势，如：面对患者、适时的目光接触，表示你把注意力放在对方所说的话上。

（3）集中注意力，与患者保持眼神的交流。

（4）给患者及时的反馈和适当的鼓励，如轻声说"是""嗯"或点头等，表示你的理解；或进行适时、适度的提问，鼓励患者继续说下去。

（5）不要随便打断患者的谈话或不恰当地改变话题。

（6）不要急于做出判断或凭主观意念判断。

（7）注意患者的非语言行为，仔细体会弦外音，以了解患者的主要意思和真实内容。

2. 核实 核实就是证实自己的感觉，是一种给予或获得反馈的方法。先听、去感觉，再询问对方自己得到的信息是否准确。

（1）重述：是把患者所说的话重复一次，但不要改变患者的话。

（2）改述：又称意译。是护士将患者的话用自己的语言表达出来，注意保持原意。

（3）澄清：将患者一些模棱两可、含糊不清或不完整的话陈述清楚。

（4）总结：用简单概括的方式，将患者的叙述概括一遍。

3. 反应 将患者语句中隐含的意义回述给对方，使其明确你已理解他的意思。

（二）提问

提问是收集患者健康资料的重要方法，是有目的、专业化的相互沟通交流，可采用封闭式提问和开放式提问。

1. 有方向的开放式提问 是护士用已准备好的问题来问患者，只用"是"或"否"就能回答。在交谈中，护士处于主动，患者处于被动。如：您是不是头痛？

2. 没有方向的开放式提问 是一种开放式的讨论，问题范围广，不限制患者的回答，在交谈中，患者处于主动，护士则起到提供主题和引导会谈的作用。如：您哪里不舒服？

（三）沉默

适当地运用沉默会有意想不到的效果，沉默可以给患者以思考的时间，也给护士观察患者和调适自己的机会，尤其在患者悲伤、焦虑时，适当的沉默可让患者感受到护士是真心倾听，在体会他的心情。

（四）自我暴露

自我暴露就是坦率、真诚。护士可结合自己的经历和生活来谈，或把自己对该情境的想法和感受与对方分享，对提高沟通的层次和效果很有帮助。

（五）触摸

触摸可以表达关怀、支持，使情绪不佳的患者平静下来。触摸也是护士与视觉、听觉有障碍患者的有效沟通方法。但由于地域、风俗习惯和文化背景等的不同，护士若不适当地应用触摸有时会让人产生误解。故在沟通中要注意时机、对象和部位的适应性。

四、影响沟通的因素

（一）信息发出者和接收者方面的因素

1. 身体状况 任何一方身体不适，如疲劳、疼痛，或有耳聋、失语等都会影响沟通的效果。

2. 情绪状态 双方或一方情绪欠佳时，也会影响信息的传播。

3. 知识水平 双方文化程度不同、知识水平的差异以及年龄的差别均会影响沟通。

4. 社会背景 不同的职业、民族以及不同社会阶层的人，由于生活习惯的不同，表达其思想、感情和意见的方式也不一样。

5. 其他 个体的自我概念、个性特征等均是影响沟通的因素。

（二）信息因素

信息是沟通的灵魂，信息本身是否清楚、完整、组织有序，语言和非语言信息是否互相矛盾，能否被接受者所了解和接受均会影响沟通的有效性。

（三）环境因素

1. 物理环境 包括光线、温度、噪声、整洁度、隐蔽性等。舒适安全、安静整洁、有利于保护患者隐私的环境适合护患之间的沟通；反之，则不利于沟通。

2. 社会环境 包括周围的气氛、人际关系、沟通的距离等。良好的人际关系、融洽的氛围、适当的交往距离等会促进沟通的顺利进行；反之将阻碍沟通。

（四）沟通技巧因素

以下几种情况常阻碍有效沟通的进行。

1. 改变话题 遇到谈话内容中没有意义的部分，若护士很快改变话题可能会阻止患者说出有意义的事情，也会给患者一种护士不愿和他交谈的感觉。

2. 主观判断 当护士用说教式语气来做判断，如"你不该这么说"时，患者可能以为你不愿再交谈下去，也会停止叙述。

3. 虚假、不适当的安慰 这种方式会给患者一种敷衍了事的印象，如"你一定会好的，别胡思乱想"。

4. 匆忙下结论或解答 患者很少在谈话之初就说出自己的重点，护士如果匆忙地回答患者，会阻碍患者继续说下去，会使患者感到孤立，有不被理解的感觉。

5. 针对性不强的解释 当护士解释与患者的自我感觉不相符时，如：一名患者为血压高而担忧，护士回答他"你吃的药是最好的"，患者就觉得无法再交谈下去了。

项目四　压力与适应理论

人的一生中可能会经历各种各样的压力。随着现代社会生活节奏的加快，人们对生活中的压力感受越来越强烈，从而会产生生理、心理、社会和精神等多方面的综合反应。因此，学习压力的理论及知识，可以帮助护理人员观察和预测护理对象的压力，减轻和避免压力对患者各方面产生的影响，提高身心的适应能力，促进护理对象的身心健康。

一、压力概述

（一）压力

压力又称应激或紧张，是一个比较复杂的概念，不同的学科对压力有不同的解释。心理学家认为压力是一种特殊的情绪，可以用焦虑等反应来描述。生理学家则用血压升高、心跳加快等生理现象来描述。但目前普遍认为，压力是个体对作用于自身的内外环境刺激做出认知评价后引起的一系列非特异性的生理及心理紧张性反应状态的过程，这个过程贯穿人的一生。

（二）压力源

又称紧张源或应激源，是指任何能使机体产生压力反应的内外环境中的刺激。生活中常见的压力源如下：

1. 生物性压力源 如各种细菌、病毒、寄生虫等。

2. 物理性压力源 如温度、湿度、光、声、电、放射线等。

3. 化学性压力源 如药物、酸、碱等。

4. 生理、病理性压力源

（1）正常生理功能变化：如青春期、妊娠期、更年期等，或基本需要未满足，如饥渴、活动等。

（2）病理性改变：如缺氧、脱水、电解质紊乱、疼痛或手术、外伤等。

5. 心理、社会性压力源

（1）一般性社会因素：如丧失亲人、家庭或工作中人际关系不协调。

（2）灾难性社会事件：如地震、洪水等。

（3）心理社会因素：如参加考试、结婚、毕业分配等。

6. 文化性压力源 指文化环境的改变而产生的刺激。如个体从熟悉的文化环境到陌生的文化环境后产生的紧张、焦虑等心理冲突。

以上压力源并非都对个体有影响。压力源是否对个体形成压力取决于压力源的性质、强度、频率、数量、持续时间、影响范围，还有个体以往经历、个体感知、现存或潜在的支持系统、当时所处的情景以及所采取的应对方式等。

（三）压力反应

个体对压力源所产生的一系列身心反应称为压力反应。在压力状态下，每个人的压力反应表现不一，大体上可以分为以下几类。

1. 生理反应 机体处于压力状态时，可通过一系列神经系统、神经内分泌系统、中枢神经介质系统和免疫系统等变化影响机体内环境的平衡，出现器官功能障碍。常见的生理反应如心率加快、血压增高、体重改变、呼吸加快、手足发凉、腹泻、免疫力降低等。

2. 情绪反应 常见的情绪反应有恐惧、紧张、焦虑、发怒、自卑、抑郁和敌意等。

3. 认知反应 指内在思维过程改变，分为积极和消极两种。积极的认知反应可以保持适度的警觉水平，使注意力集中，提高工作效率、判断力和解决问题能力；而消极的认知反应指情绪过度激动或抑郁，使认知能力下降，不能正确地评价事物。常表现为思维能力下降、记忆力减低和决策能力下降等。

4. 行为反应 表现为个体对行为的控制力降低或丧失，如下意识过多地重复某些动作、语速增加或迟钝、难以用语言表达、频繁出错、行为混乱或退化等。

人们面对压力会出现上述多种表现。根据不同情况下对压力源和压力反应的研究得出以下结论：①多种压力源可以引起同一种压力反应。②不同的人对同样的压力源，反应可有差异，而对极端的压力源如灾难事件，大部分人的反应方式是类似的。③大多数人都能设法避免外伤、疼痛、过高或过低温度等一般性的压力源。④压力反应的强度和持续时间取决于既往的经历、社会交往、该情景对个体的意义等。

二、塞里的压力与适应学说

汉斯·塞里（Hans Selye，1907—1982年）是加拿大著名的生理心理学家，他于1926年开始对压力进行研究，经过大量研究，于1950年出版了其第一本专著《压力》，其压力理论对压力研究产生了重要影响，因此被称为"压力理论之父"。

（一）一般理论

压力是人体对任何需求做出的非特异性反应。这种非特异性反应是一种无选择的影响了全部或大部分系统的反应，也就是整个身体对任何作用于他的特殊因素所进行的适应，而不是某一器官或系统。例如，对严寒和酷暑，人体是通过发抖和出汗这两种不同的表现进行适应。虽然这两种特异性反应不同，但严寒和酷暑这两种应激源所引起的非特异性反应却是相似的，都能迫使人体的神经系统、血管和皮肤做出适应，促使机体恢复到平衡状态。

（二）全身适应综合征学说

机体面临长期不断的压力源而出现非特异性的全身性反应，如全身不适、疲乏、疼痛、失眠、胃肠功能紊乱，是不同压力源的共同反应，是通过下丘脑－垂体－肾上腺轴产生的。全身适应综合征（GAS）解释了在不同的压力源作用下机体产生相同的压力反应的原因。此外，塞里还提出了局部适应综合征（LAS）的概念，即压力源作用于人体时，机体在出现全身反应的同时所出现的某一器官或区域内的反应，如局部的炎症、溃疡等。

无论是全身适应综合征还是局部适应综合征，塞里认为身体的压力反应按照一定的阶段性过程进行，分为以下3期（图3-5）。

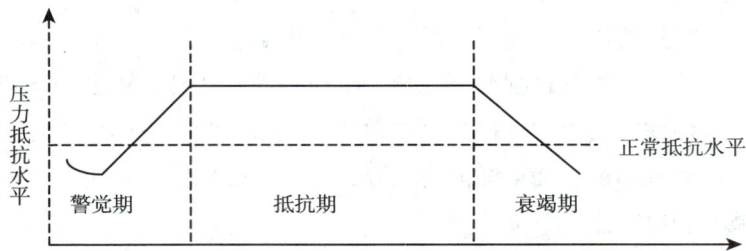

图3-5　全身适应综合征的三个阶段

1. 警觉期 人体觉察到威胁，激活交感神经系统而引起的警戒反应。在生理方面主要通过内分泌作用使身体有足够的能量去抵御压力，如心率加快、血压上升、血糖升高、瞳孔扩大等，持续的时间从几分钟到数小时。在心理方面主要通过人的心智活动而增加认知的警戒性。如果防御有效，则机体会恢复正常活动。如果压力源过强，有可能使人患病死亡。若压力源持续存在，在产生警戒反应之后，机体就转入第二反应阶段。

2. 抵抗期 此期以副交感神经兴奋及人体对压力源的适应为特征。机体的防御力量与压力源相互作用，处于持衡状态。作用结果有两种：一是机体成功抵御了压力，内环境恢复稳定；二是压力持续存在，人体的抵抗能力无法克服，进入衰竭期。

3. 衰竭期 发生在压力源强烈或长期存在时。人体在适应过程中适应性资源被耗竭，不能代偿性地应对压力源，抵抗能力已经达到极限，随之迅速崩溃。警戒期的症状再次出现，但已是不可逆的，容易出现各种身心疾病或严重的功能障碍，导致全身衰竭，最终可能会面临死亡。

三、对压力的防卫

压力存在于人类社会生活的各个时期及各个领域，正确应对压力，可以减少及避免压力对个体的不良影响，以保护个体的健康及整个社会的安宁。以下防卫模式有助于人们避免严重压力反应。

（一）第一线防卫——生理、心理防卫

1. 生理防卫 包括遗传素质、身体状况、营养状况和免疫功能等。如完整的皮肤、健全的免疫系统等可保护机体免受病毒和细菌的侵袭，而营养不良即使受轻伤也容易感染。

2. 心理防卫 指心理上对压力做出适当反应的能力。人们常常在潜意识的状态下运用一种或多种心理防卫机制，以解除情绪冲突、避免焦虑和解决问题，这是自我保护行为。防卫得当，有利于解决焦虑和情绪冲突等问题；防卫过度或不当，将导致不良后果。机体常用的心理防卫机制有：

（1）退化：个体的行为回到以前的发展阶段，而不适合目前的发展阶段。如一个成年人遇到某种事情，坐在地上大哭大闹。

（2）合理化：从多个理由中选出合乎自己需要的理由加以强调，以维持自尊和避免内疚，如谚语"吃不到葡萄说葡萄酸"。

（3）否认：拒绝承认那些会对自身造成威胁的事实，是个体面临突如其来事件的常见反应，如拒绝承认自己患有癌症。

（4）转移：将对某一对象的情感或行为转移到另一个较能接受的代替对象身上。

（5）补偿：个体用其他方面的成功或出众来弥补某些方面的缺陷。

（6）升华：有意识地将个人的精力从烦恼的事件或无法实现的目标转向较为崇高的

方面。

（二）第二线防卫——自力救助

如果个体面对的压力源较强而第一线防卫能力较弱时，会出现一些身心压力反应，若反应严重，则必须进行自力救助来对抗或控制压力反应，以减少急、慢性疾病的发展机会。

1. 正确对待问题　首先进行自我评估，及早识别压力源，找出存在的问题，采取相应办法处理。

2. 正确处理情感问题　对于焦虑、沮丧、绝望等不良情绪，人们应该正视压力源的存在，然后进行合理的分析、排解，采取恰当的方法处理好自己的情绪。

3. 利用可能的支持力量　当个体经受压力时，可寻求家庭、朋友、社会的支持；此外，获得有关的信息也能减轻焦虑，如肿瘤患者参加癌症俱乐部相互沟通等。社会支持网中的重要成员一般是父母、配偶、子女和好友等。

4. 减少压力的生理影响　良好的身体状况与生活习惯是有效抵抗压力源侵入的基础。相反，身体状况欠佳或生活习惯不良，会使个体对压力源的抵抗能力降低，容易出现严重的压力反应。因此，提高人们的保健意识，如养成良好的生活习惯、注意改善营养状况等，有助于加强第一线防卫。

（三）第三线防卫——专业帮助

当强大的压力源突破了个体的第一、第二线防卫后导致心身疾病时，就必须寻求医护人员的帮助，由医护人员提供针对性的治疗和护理，如药物治疗、物理治疗和心理治疗等，并给予必要的健康咨询和教育来提高个体的应对能力，以利于康复。反之，如果医护人员辅助不及时或不当，未得到控制的压力可能导致慢性疾病或精神疾病，如溃疡性结肠炎、慢性抑郁症等，这些疾病本身又可成为压力源而加重患者负担。

四、对压力的适应

（一）适应的概念

适应是指压力源作用于机体后，机体为保持内环境的平衡而做出改变的过程。是生物体得以生存和发展的最基本特性，是区分于非生物体的重要特征之一，也是应对行为的最终目标。个体在遇到任何压力源时，都会努力去适应，如果适应成功，身心状态可以恢复平衡；若适应失败就会导致身心疾病。

（二）适应的层次

1. 生理适应　生理适应是指通过体内生理功能的调整，适应内外环境的变化对机体的影响，其目的是帮助机体维持在正常的生理功能范围内，以维护机体的生存与健康。这是个体处在无意识的状态下机体自动产生的适应。

（1）代偿性适应：当外界对人体的需求增加或改变时，人体就会做出代偿性的变化。如初次进行体育锻炼跑步的人，开始会感到呼吸急促、心跳加快、肌肉酸痛等，但坚持一段时间后，这些感觉就会逐渐减轻、消失。

（2）感觉适应：指人体对某种固定情况的连续刺激而引起的感觉强度的减弱。如持续嗅某一种气味，感觉强度会逐渐降低，人们很快就习惯了这种气味而适应。

2. 心理适应 是指当个体经受心理应激时，通过调整自己的态度、情绪去认识和处理问题，以恢复心理上的平衡。一般可运用心理防卫机制或学习新的行为（如松弛术）来应对压力源。如癌症患者平静接受病情，积极配合治疗；丧失亲人后从悲痛中解脱出来面对生活等都是良好的心理适应。

3. 社会文化适应 包括社会适应和文化适应。社会适应是调整自己行为，以适应社会法规、习俗及道德观念的要求。如去医院实习的护理学生，除了掌握护理知识和技能外，还必须熟悉并遵守医院的各项规章制度，才能更好地做好护理工作。文化适应是指调整自己的行为，使之适应某一特殊文化的要求。如入乡随俗就是一种社会文化的适应。

4. 技术适应 是指人们在运用文化遗产的基础上创造新的科学工艺和技术，以改变周围环境，控制自然环境中的压力源。同时，现代科学技术的运用又产生了许多新的压力源，如噪音、水和空气污染等，需要进一步去克服和适应。

五、压力与适应理论在护理工作中的应用

压力对健康的影响是双向性的，它既可以损害健康，也可以有益于健康。作为护理人员，应将压力与适应的理论知识应用于护理实践，正确认识患者和自身压力，缓解或消除压力对患者及其本身造成的危害，维持身心平衡。

（一）患者常见的压力源及应对策略

1. 住院患者常见的压力源

（1）环境陌生：患者对医院环境不熟悉、作息制度不适应、对医护人员不熟悉等。

（2）疾病威胁：患者感到严重疾病对生命造成的威胁，担心手术意外、可能致残等。

（3）与外界隔离：患者因为住院与亲人、同事、原来的工作环境隔离，与病友、护士之间缺乏沟通等。

（4）缺少信息：患者对所患疾病的诊断、治疗及护理不清楚，对医护人员所说的医学术语不能理解，疑虑得不到满意的答复等。

（5）自尊丧失：患者因疾病丧失自理能力，不能独立进食、正常行走，不能按自己的意愿行事等。

2. 协助患者应对压力的策略

（1）评估压力：评估患者压力反应的程度、持续时间、过去的应对方式及可以得到的

社会支持，协助患者找出压力源，以便采取积极有效的应对方式。

（2）协助患者适应医院环境：护士应为患者创造一个整洁、安全、安静、舒适的病室环境。热情主动接待患者，介绍自己、主治医生、同室病友及医院的环境和规章制度，使患者消除由于恐惧、不安和孤独带来的心理压力。

（3）协助患者适应其角色：护士对患者要表示接纳、尊重、关心和爱护，使其尽快适应患者角色。①心理疏导：根据患者年龄、性别、民族、文化程度、疾病轻重不同，与其进行沟通，倾听他们的诉说，并给予解释、引导和安慰。②鼓励参与：对住院患者，应鼓励患者主动参与治疗和护理计划，使疾病得到早日康复。③培养自立：对恢复期患者，要避免患者角色强化，启发患者对生活树立信心，早日重返社会。

（4）协助患者建立良好的人际关系：鼓励患者与医护人员及同室病友交往，融洽相处，争取家属及社会支持系统的关心和帮助，使患者感到周围人对他的关爱和重视，从而达到心理平衡、心情愉悦。如组织慢性病和肿瘤患者参加有关康复团体等。

（5）提供患者有关疾病的信息：护士应及时向患者提供有关疾病的诊断、治疗、护理、预后等方面的信息，减少患者由于疾病知识缺乏而产生的恐惧和焦虑，增加患者的自控能力和心理安全感，使患者发挥自己的主观能动性，更好地配合治疗及护理。

（6）协助患者保持良好的自我形象：患者因疾病的影响，自理能力下降，如有些危重患者连最基本的饮食、洗漱等都不能正常进行，活动也受到限制，这样往往会使患者失去自我而自卑。护士应尊重患者，用温和的态度与其沟通，协助患者生活护理，保护他们的隐私，保持患者整洁的外表，改善自我形象，从而恢复自尊和自信。

（二）护士的工作压力与应对策略

1. 护士的工作压力

（1）不良的工作环境：医院环境中的致病因子，如细菌、病毒、核辐射的威胁、药物的不良反应等，使护士在客观上常面临感染的危险和其他医源性损伤。

（2）紧张的工作性质：护士工作事关人民的生命与健康，护士在工作中经常面临各种困境，如急危重症抢救与监护、生离死别、新技术的开展以及各种疾病的威胁等，这些都注定了护理工作的紧张忙碌和责任重大。

（3）沉重的工作负荷：由于人们对医疗卫生服务的需求日益增长，而在各级各类医疗机构中护士数量普遍不足，护士的工作负荷越来越大，加上频繁倒班，尤其是夜班扰乱了人的正常生理节律，对护士的身心、家庭生活和社交活动都产生了不良的影响。

（4）复杂的人际关系：医院是一个复杂多变的环境，护士面对的是经受疾病折磨、心理状态和层次不同的患者，要应对患者及家属焦虑、恐惧、悲伤、愤怒等情绪变化，这必将增加护士的心理压力。同时，医护关系也是主要的压力源，由于社会上部分人仍存在对医生更尊重和认可，认为护士只是医生的助手，使护士对自身的价值产生怀疑。同时，工作中医护协调上的冲突，也会使护士产生压力。

（5）高风险的工作性质：护士的职责和基本任务是满足患者的各种需要，减轻患者的痛苦，帮助患者恢复健康，在紧张的工作环境中担心出差错事故也是护士的工作压力源之一。护士在工作中如果出现差错事故，如打错针、发错药等，不仅会威胁到患者的身心健康，而且护士也必须为此承担相应的责任，这种高风险也给护士带来很大的心理压力和工作压力。

（二）护士工作压力的应对策略

要有效地预防和缓解护理人员的工作压力，应该从组织管理部门的支持和个人应对策略双方面考虑。只有双管齐下才能有效地减轻护士的工作压力，预防和缓解护士的工作疲惫感。

1. 各级组织领导部门支持 医院领导应充分意识到护士的工作压力对护理工作的影响，采取措施减轻护士工作压力。如改善工作环境、合理安排工作时间、加强护理人员的培训、改善护理人员待遇，从而调动护理人员的工作积极性，减轻工作压力，不断地提高护理质量。

2. 护士个体应对策略

（1）正确认识压力：护士应充分了解自我，树立正确的职业观，设立现实的期望和目标，掌握必要的心理健康知识，对工作压力进行积极的评估，学会应付各种压力的心理防御技巧。

（2）提高自身业务技能：积极参加继续教育，不断提高专业知识与技能水平，提高自我调节、解决问题等应对压力的能力。

（3）采用放松技巧：护士应合理安排工作及生活，培养一些轻松、健康的兴趣与爱好，在工作之余得以放松。在面临压力时，可采用适宜的自我调节的方法，如瑜伽术、按摩、听音乐、散步、阅读、应用心理暗示法等。

（4）动用社会支持系统：在面临压力时积极疏导不良情绪，寻求必要的帮助，利用各种社会支持系统来减少压力对健康的损害。如向亲属、朋友、同事倾诉等。

（5）大力宣传和树立护理队伍中的先进典型：对做出突出贡献的护士实施奖励，推动全社会尊重护士的良好风尚，提高护士地位。妥善处理各种人际关系，减少因人际关系紧张或冲突带来的压力。

项目五　成长与发展理论

成长与发展（growth and development）又称生长与发育，包括生理、心理、社会、认知、情感、道德、精神等方面。它是人体的基本特点，也是护理人员了解和照顾服务对象所必须掌握的基本概念。成长发展理论源于发展心理学，主要研究整个生命过程中个体身心变化与年龄的关系。由于护理对象包含从出生到死亡的所有年龄组的个体，护理人员必须对人类生命全过程的成长和发展有所认识，才能按照不同的性心理发展时期提供护理，以保证护理对象健全人格的形成。

一、弗洛伊德的性心理学说

弗洛伊德（Sigmund Freud）是奥地利著名的精神病学家、心理学家，被誉为"现代心理学之父"，精神分析学派创始人。弗洛依德的性心理学说包含以下三大理论要点。

（一）意识层次理论

弗洛伊德认为意识是有层次的，可分为意识、前意识、潜意识。意识是人们直接感知的心理活动；潜意识是人们没有意识到的深层心理活动；前意识介于意识和潜意识之间。

意识、潜意识、前意识是人的基本心理结构，在个体适应环境的过程中各有其功能。意识保持着个本与外部现实联系和相互作用；潜意识使个体的心理活动具有潜在的指向性，潜意识中潜伏的心理矛盾和心理冲突等常常是导致个体产生焦虑，乃至心理障碍的症结。

（二）人格结构理论

弗洛伊德认为，人格是区别于他人而存在的独特性格心理特征，由三部分组成，即本我、自我和超我。

1. 本我　处于潜意识深处，是人格最原始的部分，是潜意识欲望的根源，包括遗传的各种内容，与生俱来。本我受快乐原则支配，目的在于争取最大的快乐和最小的痛苦。

2. 自我　是人格中最现实、理性的部分，是大脑中作用于本我与外部现实的一种特殊结构，其功能是在本我的冲动和超我的控制发生对抗时进行平衡。自我考虑现实、遵循现实原则。

3. 超我　大部分存在于意识中，是人格中最理性的部分，由良心和自我理想两部分组成。其特点是安照社会规范、伦理、习俗等来辨明是非和善恶，从而对个体的动机进行监督和管制，使其行为符合社会规范和要求。超我遵循道德原则。

发展的过程就是人格结构的这三部分相互作用结果的反映。如果能彼此调节，和谐运作，个体就会发展健康的人格；如果失去平衡，个体就会产生各种心理障碍和病态行为。

（三）人格发展理论

主要论述了性心理的发展，弗洛伊德认为：人类是倾向自卫和享乐的，其得以生存的根源是性本能。人的一切活动是为了满足性本能，但条件环境不允许人的欲望任意去满足，人的本能被压抑后，会以潜意识的方式来表现，从而形成了性压抑后的精神疾患或变态心理。他将性心理发展分为五个阶段：口欲期、肛欲期、性蕾期、潜伏期和生殖期，每个时期的特点及护理应用见表3-1。

表3-1　弗洛伊德性心理发展的五个阶段与护理应用

阶段	年龄	特点	护理应用
口欲期	0～1岁	口部成为快感来源的中心	喂养可为婴儿带来快乐、舒适和安全感。因此喂养应及时，而且方法得当
肛欲期	1～3岁	肛门和直肠成为快感来源的中心	对大便的控制和最终排泄可为小孩带来快感和一种控制感。因此在对小孩大小便训练时，应留给他愉快的经历，并适当鼓励，以利于健康人格的发展
性蕾期	3～6岁	生殖器成为快感来源的中心	孩子对异性父母的认识有助于日后建立起自己正确的道德观与良好的两性关系，因此应鼓励他对性别的认同
潜伏期	6～12岁	精力主要放在智力活动与身体活动上	鼓励小孩追求知识，认真学习与积极锻炼
生殖期	12岁以后	能量和精力逐步转向建立成熟的异性关系上	鼓励自立、自强和自己做决定

二、艾瑞克森的心理社会发展学说

艾瑞克森（Erik Erikson）是美国哈佛大学的一位心理分析学家及人类发展学教授。他根据自己的人生经历及多年从事心理治疗的经验，在弗洛伊德性心理发展学说的基础上，提出了解释整个生命历程的心理社会发展学说。

（一）艾瑞克森的心理社会发展阶段

艾瑞克森强调文化及社会环境在人格发展中的重要作用，认为人的发展包括生物、心理、社会三方面的变化过程，此过程有八个发展阶段组成，分别为：婴儿期、幼儿期、学龄前期、学龄期、青春期、青年期、成年期和老年期。每一阶段都有一个发展危机或中心任务必须解决，成功地解决每一个阶段的危机，人格才会顺利发展。艾瑞克森的心理社会发展过程见表3-2。

表3-2　艾瑞克森的心理社会发展过程

阶段	年龄	危机	正性解决指标	负性解决指标
婴儿期（口感期）	出生～18个月	信任对不信任	对人信任，有安全感	不信任、退缩或疏远别人
幼儿期（肛-肌期）	18个月～3岁	自主对羞愧	产生自我控制感，学会自控而不失自尊，能与人共处	缺乏信心，过度自我约束或依从别人的行为
学龄前期（生殖运动期）	3～6岁	主动对内疚	主动好奇，行动有方向，开始有责任感	缺乏自信，态度消极，怕出错，过于限制自己的活动

续表

阶段	年龄	危机	正性解决指标	负性解决指标
学龄期（潜在期）	6～12岁	勤奋对自卑	具有求学、做事、待人的基本能力	缺乏生活基本能力，充满失败感
青春期	12～18岁	自我认同对角色紊乱	有自我认同感，有明确的目标，并为设定的目标而努力	角色模糊不清，难以进入角色要求
青年期	18～35岁	亲密对孤独	能与异性建立起亲密关系，对工作与家庭尽职尽责	缺乏人际交往，逃避工作或家庭中的责任
成年期	35～65岁	创造对停滞	富有创造性，生活充实，关心他人，热爱家庭	纵容自己，自私，缺乏责任心与兴趣
老年期	65岁以上	完善对失望	对自己的一生没有遗憾，能乐观、满足、心平气和地安度晚年	失望感，鄙视他人，追悔往事，消极

（二）艾瑞克森的心理社会发展学说在护理中的应用

运用艾瑞克森学说，有助于护士了解人的生命全过程的心理社会发展规律。护士可根据危机的正性或负性解决指标评估患者的表现，分析在其相应的发展阶段上的心理社会危机及其解决情况，从而采取不同的护理方式，帮助患者顺利解决各发展阶段的危机，预防人格发展障碍或心理危机，促进人格的健康发展。

1. 婴儿期 满足患者的各种需求，多抚摸和抱起婴儿，减轻疼痛，给予抚慰，从而促进信任感的形成。

2. 幼儿期 鼓励儿童自理和自己做决定，并给予一定的奖励。

3. 学龄前期 为住院儿童提供各种活动的机会，接受儿童的合理要求，耐心聆听儿童的想法，鼓励有益的自主活动。

4. 学龄期 鼓励患者做自己力所能及的事情，帮助其在住院期间继续完成学业。

5. 青春期 尊重患者隐私，协助其维持良好的形象，营造与同龄人交流、娱乐的机会，鼓励患者表达自己的想法。

6. 青年期 帮助患者保持与外界的联系，避免孤独感，在生活上给予一些合理可行的指导和建议。

7. 成年期 协助患者尽快适应角色，避免角色冲突，给予更多的情感支持，对个人成绩予以肯定。

8. 老年期 鼓励患者与人交往，积极参与活动，注意安全，避免发生意外，耐心聆听患者对往事的回忆，并给予肯定。

三、皮亚杰的认知发展学说

皮亚杰（Jean Piaget）是瑞士一位杰出的心理学家和哲学家，他通过对儿童行为的详细观察提出了认知发展学说。他认为儿童的认知发展并不是由教师或父母传授给儿童的，而是通过儿童与环境相互作用，经同化和顺应两个基本认知过程而形成。每个人都有一个原有的认知结构，又称为基模。当个体面临某个刺激情境或困难情境时，个体企图用原有的认知结构去解决，这种认知经历称同化。若原有认知结构不能对新事物产生认知，个体只有通过改变或扩大原有的认知结构，以适应新的情况，这种认知心理历程称顺应。皮亚杰将认知发展过程分为四个阶段。

1. 感觉运动期 0～2岁，此期是儿童思维的萌芽，通过动作和感觉，如吸吮和抓握等，来认识周围的世界。此期分为六个亚阶段，即反射练习期、初级循环反应期、二级循环反应期、二级反应协调期、三级循环反应期和表象思维开始期。

2. 前运思期 2～7岁，此期是儿童的思维发展到了使用符号的水平，即开始使用语言来表达自己的需要，但思维尚缺乏系统性和逻辑性。以自我为中心，观察事物时只能集中于问题的一个方面而不能持久和分类。

3. 具体运思期 7～11岁，在此期，儿童摆脱自我为中心，能同时考虑问题的两个方面或更多方面，如能接受物体数目、体积、长度、面积和重量的改变等。想法较具体，初步形成了逻辑思维能力。

4. 形式运思期 11岁起，思维能力开始接近成人水平，能进行抽象思维和假设推理。但此期青少年是另一种新的自我为中心的阶段，迷恋科学幻想，富于想象，凭想象而虚构的世界与现实社会可能会有很大差别。

皮亚杰的认知发展学说被护理工作者广泛应用在对儿童教育和与儿童沟通上。如在儿童教育方面多提倡启发式教学，为儿童设定具体问题让其自行解决，避免灌输式教学；又如在与儿童沟通时避免抽象难懂的词句，多采用直观的图片、模型及简短的文字解释护理操作过程，从而达到有效的沟通。

复习思考

1. 运用一般系统论的观点分析人和护理。
2. 根据艾瑞克森的心理社会发展学说将人格发展分为几期，各有什么危机？
3. 作为一名护士，如何建立良好的护患关系？
4. 如何将基本需要层次理论应用到护理工作？
5. 压力与适应理论中，人们是如何进行压力防卫的？

扫一扫，知答案

扫一扫，看课件

护理学理论

【学习目标】
掌握奥瑞姆的自理模式及其在护理实践中的应用。
熟悉罗伊适应模式、纽曼保健系统模式和佩普劳人际关系模式的主要内容。
了解奥瑞姆、罗伊、纽曼、佩普劳对护理四个基本概念的描述。

案例导入

王先生，48岁，某设计公司中层领导，个性较强，晚上经常加班，嗜好吸烟、喝咖啡，喜欢吃肉食，缺乏运动，患高血压3年。半月前因脑出血收治入院，现意识清楚，左侧肢体偏瘫。

思考：该患者是否存在自理缺陷？请应用奥瑞姆自理模式为该患者提供护理。

20世纪50年代以后，护理理论家们通过积极尝试和不断探索，相继建立了护理学的理论或模式，这些理论或模式对护理学理论知识体系的建立和发展作出了积极的贡献。本模块主要介绍奥瑞姆的自理模式、罗伊的适应模式、纽曼的保健系统模式和佩普劳的人际关系模式。

项目一　奥瑞姆的自理模式

自理模式是由美国的著名护理理论家罗西娅·奥瑞姆（Dorothea E. Orem）于1971年提出的。论述了人在自理方面的局限、自理缺陷与健康的关系及其护理需要，并在以后的数十年中得到了进一步完善和发展，在护理教育、科研和临床中得到了广泛应用。

知 识 链 接

奥瑞姆简介

奥瑞姆（Dorothea E·Orem）是美国著名的护理理论家之一。1914年出生于美国的马里兰州，1930年毕业于华盛顿特区普罗维登斯医院护士学校，获得护理大专学位。1939年和1845年获得美国天主教大学的护理学学士及护理教育硕士学位。1976年获得乔治城大学的荣誉博士学位。奥瑞姆一生从事护理临床、护理教育、护理管理和护理理论的研究和创建工作，丰富的护理实践和严谨的科学态度为自理缺陷护理理论的创建奠定了基础。

一、奥瑞姆自理模式的基本内容

奥瑞姆自理模式包括三部分理论结构：自我护理理论结构、自理缺陷理论结构、护理系统理论结构。

（一）自我护理理论结构

人是一个有自理能力的自理体，当自理需要小于或等于自理体的自理能力时，人就会自理。

1. 自理　也称自我照顾，是个体为维持自身的结构完整和功能正常，维护生长发育的需要，所采取的一系列自发性调节活动。自理是人类的本能，是连续而有意识的活动。正常成年人都能进行自理活动，但婴幼儿以及健康受影响的个体，如患者、残疾人则需要不同程度的帮助。

2. 自理主体　是指能完成自理活动的个体。在正常情况下，健康成人的自理主体是其本人；而儿童、残疾人等由于自理能力受限，不能独立承担自理主体，故他们的自理主体部分是自己，部分是健康服务人员或照顾者。

3. 自理能力　是指个体进行自理活动或自我照护的能力，即人的自我护理能力。这种能力受很多因素的影响，但通过学习可以不断提高和发展，在不同时期和不同情况下其自理能力是不同的。

4. 自理总需要　是指在特定时期内，个体自理活动的总称。包括一般性的、成长发展的和健康不佳时的自理需要。

（1）一般性的自理需要：也称日常生活需要，是人类生存和繁衍的共同需要，是个体为保证生命过程、维持人体结构和功能完整而进行的一系列活动。包括六个方面：①摄入足够的空气、食物、水；②维持良好的排泄；③维持休息与活动的平衡；④满足社会交往的需要；⑤避免有害因素对身体的刺激；⑥促进人的整体功能与发展的需要。

（2）成长发展性的自理需要：是指在生命发展过程中各阶段特定的自理需要或某种特殊情况下出现的新需求。如新生儿期、青春期、妊娠期、更年期的自理需要；丧失亲人后的心理调适；乔迁后对环境的适应等。

（3）健康欠佳时的自理需要：是指个体在遭受疾病、创伤、残疾和特殊病理变化等情况下，以及在疾病的诊断治疗过程中产生的自理需要。包括寻求恰当的健康服务，了解自己的病情及预后，合理配合诊疗及护理方案，学习相应的技能，接受自己伤残的现实并重新树立自我形象、自我概念等需要。

5. 治疗性自理需要　是指个体通过正确而有效的途径以满足自己的发展及功能的需要。

（二）自理缺陷理论结构

自理缺陷理论结构是奥瑞姆自理模式的核心。该部分重点阐述了个体什么时候需要护理的问题。奥瑞姆认为在某一特定的时间内，个体有特定的自理能力及自理需要，当个体的这种自理需要大于自理能力时就出现了自理缺陷。这时，个体为恢复平衡就需要借助外界的力量，即护士的帮助。因此，自理缺陷的出现是个体需要护理照顾和帮助的原因（图4-1）。

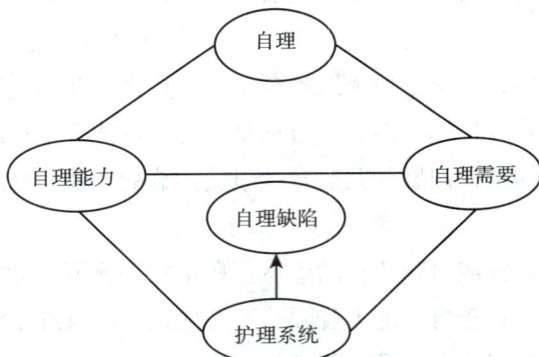

图4-1　奥瑞姆自理缺陷理论结构示意图

（三）护理系统理论结构

奥瑞姆认为护理人员应根据患者的自理需要和自理能力的不同而分别采取不同的护理系统，即全补偿系统、部分补偿系统和支持教育系统（图4-2）。

1. 全补偿系统　患者完全没有能力自理，需要护士进行全面帮助。护理应保证满足其所有的基本需要，包括氧气、水、营养、排泄、个人卫生、活动等。适用于病情危重需绝对卧床休息、昏迷、智能低下及高位截瘫患者等。

2. 部分补偿系统　患者有能力满足自己一部分的自理需要，但另一部分需要护理人员来满足。在自理操作时，护士与患者共同参与，有些患者能满足大部分自理需要，但某些情况下需要不同程度的帮助，如近期手术后的患者在如厕及走路等方面需要协助。

3. 支持教育系统　患者有能力执行或学习一些必需的处理方法，但必须在护士的帮助下才能完成。在这个系统中，护士的角色是提供教育、支持和指导，从而促进和提高患者的自理能力，满足自理需要。如糖尿病患者通过学习，掌握控制饮食、检查尿糖的方法等。

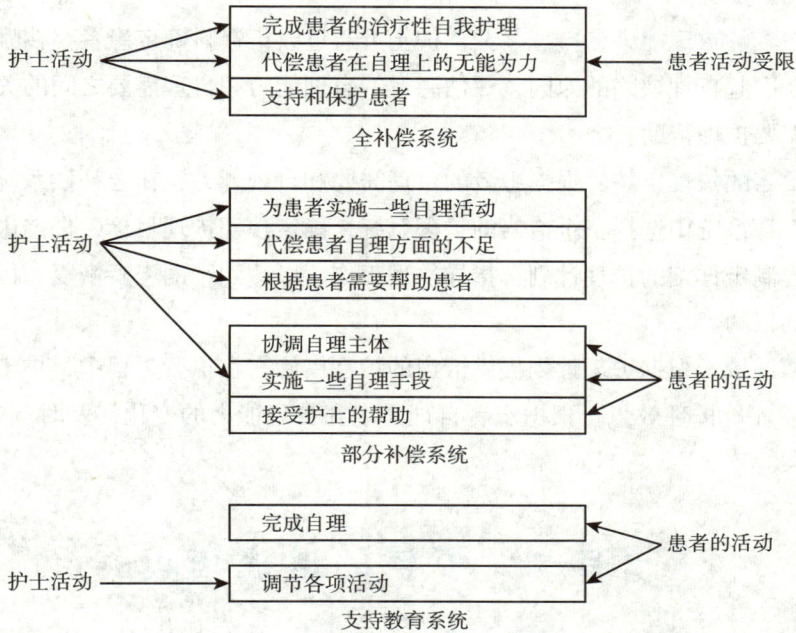

图 4-2　奥瑞姆护理系统理论结构示意图

二、奥瑞姆对护理四个基本概念的论述

1. 人　人是由躯体、心理和社会等方面组成的整体，有审视自己及环境的能力。人同时有自理能力，这种能力不是先天的，而是通过学习经验得到的。

2. 健康　健康是一种身体、心理、精神与社会文化的完美状态。人的健康可能处于健康与疾病动态过程中的任何一部分，因此，在不同的时间会有不同的健康状态。健康就是一种最大限度的自理。

3. 环境　环境是存在人的周围并影响人的自理能力的所有因素。人生活在社会中希望能自我管理，对不能满足自理需要的人，人们会提供帮助，因此自我帮助和帮助他人都是有价值的活动。

4. 护理　护理是克服和预防自理缺陷发生、发展的活动，是帮助人获得自理能力的过程。护理活动应根据护理对象的自理需要和自理能力缺陷程度而定，随着个体自理能力的增强，对护理的需要逐渐减少甚至消失。

三、奥瑞姆自理模式与护理实践之间的关系

奥瑞姆将自理理论与护理程序有机结合起来应用于护理实践，通过设计好的评估方法及工具，评估服务对象的自理能力及自理缺陷，以帮助服务对象更好地达到自理，她将护理过程分为三个步骤：

1. 评估患者的自理能力和自理需要　护士可通过收集资料确定患者存在哪些方面的自理缺陷，以及引起自理缺陷的原因，评估患者的自理能力和自理需要之间的关系，从而决定患者是否需要护理帮助。

2. 设计恰当的护理系统　根据患者的自理需要和自理能力，在全补偿系统、部分补偿系统和支持教育系统中选择一个恰当的护理系统，确定预期护理目标，根据患者治疗性自理需要的内容制定详细的护理计划，指导护理工作，以达到帮助患者恢复和促进健康、增进自理能力的目的。

3. 执行和评价　根据护理计划提供恰当的护理措施。在执行过程中，护士要不断观察患者的反应，评价护理效果，根据患者自理需求和自理能力的变化，及时调整护理系统，修改护理方案。

项目二　罗伊的适应模式

适应模式是美国护理理论家卡利斯塔·罗伊（Sister Callista Roy）提出的。罗伊在攻读硕士学位期间注意到儿童在成长发展阶段的心理变化及对环境的适应能力及潜能，认识到适应是描述护理的最佳途径，因此不断地进行此方面的研究。在 1964～1966 年形成了罗伊适应模式，并在此后的许多年对该模式进行了不断地完善及发展。适应模式主要应用于指导课程设置及临床护理实践。

知 识 链 接

罗伊简介

罗伊 1939 年出生于美国加利福尼亚州洛杉矶市，1963 年获洛杉矶芒特圣玛丽学院护理学学士学位，1966 年获加利福尼亚大学护理学硕士学位，以后又获得加利福尼亚大学社会学硕士和博士学位。主要代表著作有《护理学入门：适应模式》《护理理论构架：适应模式》《罗伊的适应模式》等。

一、罗伊适应模式的基本内容

罗伊适应模式是围绕人的适应行为而组织的，即人对周围环境中的刺激的适应，模式的基本结构及内容见图4-3。人作为一个系统始终处于内部和外部的各种刺激中，要不断地从生理、心理两个层面调节，以适应内外环境的变化，维持自身在生理功能、自我概念、角色功能和相互依赖方面的完整，从而保持健康。

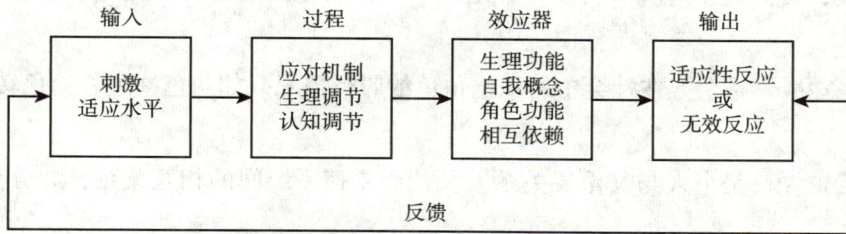

图 4-3　罗伊的适应模式

（一）输入

输入由刺激和个体的适应水平构成。

1. 刺激　是指能够引起人某种反应的内部或外部的任何信息。刺激可分为三类：主要刺激、相关刺激、固有刺激。主要刺激即当前面对的，引起个体最大程度变化，需要立即应对的刺激；相关刺激是一些诱因性刺激，或对当时有影响的刺激；固有刺激是原有的，构成本人体质性的刺激，这些刺激可能与当时的情况有一定的关系。如心绞痛可能是三种刺激综合引起的，心肌供血不足是主要刺激，患者的年龄、体重、血脂浓度是相关刺激，而患者的吸烟史、性格特点、工作压力是固有刺激。

2. 适应水平　是输入的一部分，是指个体所能承受或应对的刺激的范围和强度。如果刺激的数量和强度在个体的适应水平范围内，个体将输出适应性反应；如果超出个体的适应水平，则输出无效反应。

（二）应对机制

个体对内、外环境的刺激做出的应对过程，由生理调节和认知调节构成。

1. 生理调节　由先天获得的，通过神经–化学物质–内分泌途径来进行应答的应对机制。如气温下降出汗减少时，机体通过减少抗利尿激素的分泌、增多尿量来调节机体内部的水平衡。

2. 认知调节　也称心理调节，由后天通过感觉、加工、学习、判断和情感等复杂的过程来进行应答的应对机制。

人是一个完整的个体，遇到刺激时，生理和心理调节如协调一致，将发挥更强大的维护健康的作用。

（三）效应器

个体的调节结果主要反应在四个方面的效应器上，分别是：

1. 生理功能　主要是个体从生理方面对环境刺激的反应。其目的是保持个体生理功能的完整，生理功能的需要包括：氧气、营养、排泄、皮肤完整性等。

2. 自我概念　即一个人对自身存在的体验。它包括一个人通过经验、反省和他人的反馈，逐步加深对自身的了解。自我概念是一个有机的认知机构，由态度、情感、信仰和价值观等组成，贯穿整个经验和行动，并组织了个体表现出的各种特定习惯、能力、思想、观点等。

3. 角色功能　是个人在社会中所承担角色的履行情况，如角色冲突、角色转移、角色失败等。

4. 相互依赖　是个人与其重要关系人及社会支持系统间的相互关系，如分离性焦虑、孤独等。

（四）输出

罗伊将输出分为适应性反应和无效反应。

1. 适应性反应　即人能适应刺激，与环境保持和谐，并维持自我的完整统一。

2. 无效性反应　即人不能适应刺激，自我的完整统一受到损害，出现疾病甚至死亡。

人在面对刺激时能否做出有效的反应取决于其适应水平，但是个人的适应能力和水平不是固定不变的，而是随着时间、环境、条件的不同而变化。

二、罗伊对护理四个基本概念的论述

1. 人　作为一个有生命的系统，处于不断与环境互动的状态，在这种互动变化中每个人都需要适应，并必须保持完整性。因此，人是一个适应系统。

2. 健康　健康是人的功能处于对刺激的持续适应状态，是人的完整性的保证。健康是适应的一种反映，是人与环境积极互动的结果，失去适应就意味着失去健康。

3. 环境　环境是围绕并影响个人或群体发展与行为的所有情况、事件及因素。环境中包含主要刺激、相关刺激和固有刺激。这些刺激通过输入途径输入人这个适应系统。

4. 护理　护理是对作用于人的各种刺激加以控制，以促进人的适应性反应，扩大适应范围，提高人的耐受性。护理是一种应用性的科学，它是护士艺术性地应用护理知识满足患者的需要，帮助患者适应。

三、罗伊适应模式与护理实践之间的关系

罗伊适应模式被广泛应用于临床护理实践中，她认为护士的主要任务是采取各种方式控制影响护理对象的刺激，扩大护理对象的适应范围，改善护理对象的适应方式，促进护

理对象的适应。根据适应模式，将护理的工作方法分为六个步骤，包括一级评估、二级评估、护理诊断、制定目标、干预和评价。

1. 一级评估　一级评估是指收集与生理功能、自我概念、角色功能和相互依赖四个方面有关的行为信息，又称行为评估。通过一级评估，护理人员可确定护理对象的行为反应是适应性反应还是无效反应。

2. 二级评估　二级评估是对影响护理对象行为的三种刺激因素，即主要刺激、相关刺激、固有刺激的评估，又称因素评估。通过二级评估，可帮助护理人员明确引发护理对象无效反应的原因。

3. 护理诊断　护理诊断是对护理对象适应状态的陈述或诊断。护理人员通过一级评估和二级评估，明确护理对象的无效反应及其原因，进而推断出护理问题或护理诊断。

4. 制定护理目标　目标是对护理对象经护理干预后应达到的行为结果的陈述。在制定目标时，护理人员应注意调动护理对象的主观能动性，尽可能与护理对象及其家属共同配合，尊重护理对象的选择，共同制定出可观察、可测量和能达成的目标。

5. 护理干预　干预是护理措施的制定和落实。护理人员可通过改变或控制各种作用于适应系统的刺激，使刺激全部作用于个体的适应范围之内；或通过干预使个体应对能力提高，适应范围增大，同样起到了使刺激处于适应范围内，促进机体适应的作用。

6. 评价　评价是将输出性行为与目标相比较，确定护理目标是否达成，然后根据评价结果对计划进行修订和调整。

项目三　纽曼的保健系统模式

贝蒂·纽曼（Betty Neuman）是美国一位杰出的护理理论家、精神卫生护理领域开拓者。纽曼1970年提出了健康系统模式，此后，纽曼对其模式又进行了多次的完善与修改。该模式广泛应用于指导社区护理及临床护理实践。

知 识 链 接

贝蒂·纽曼简介

贝蒂·纽曼1924年生于美国俄亥俄州，是美国杰出的护理理论家、精神卫生护理领域的开拓者。1947年毕业于俄亥俄州阿可诺医院护校，1957年获加州大学护理学学士学位，1966年获精神卫生和公共卫生咨询硕士学位，1985年获西太平洋大学的临床心理学博士学位。曾从事临床护士、护士长、护理部主任、公共卫生护士、精神病咨询专家、护理系教授及主任等工作。

一、纽曼保健系统模式的基本内容

纽曼保健系统模式是围绕压力和系统组织起来的一个综合的、动态的、以开放系统为基础的护理模式，主要研究压力源对人的作用以及如何帮助人应对压力源，发展及维持最佳的健康状况。该模式重点阐述了四部分内容，即人、压力源、反应和预防。

（一）人

纽曼认为，人是与环境持续互动的开放系统，称为服务对象系统。这个系统的结构可以用围绕着一个核心的一系列同心圆来表示（图4-4）。

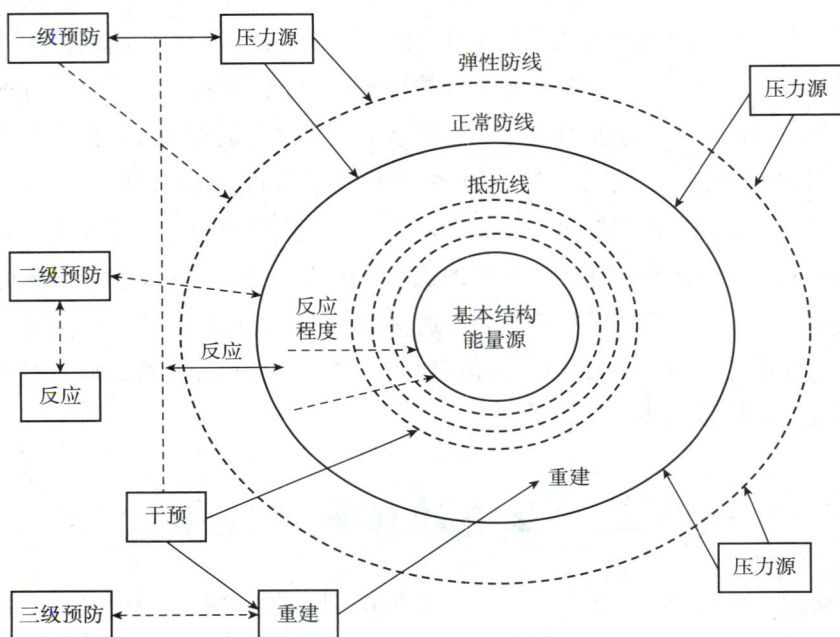

图 4-4　纽曼保健系统模式示意图

1. 基本结构　基本结构为核心部分，是机体生存的基本因素和能量源。由生物体共有的生存基本因素组成，包括解剖结构、生理功能、基因类型、反应类型、自我结构、认知能力、体内各亚系统的优势与劣势等。基本结构和能量源受人体的生理、心理、社会文化、精神与发展等五方面功能状态及其相互作用的影响和制约。当能量源大于需求时，机体保持稳定与平衡。基本结构一旦遭到破坏，将会影响到个体的生存和健康。

2. 弹性防线　为最外层的虚线圈，位于机体正常防御线之外，是机体的缓冲器和滤过器，对机体具有防止压力源入侵，缓冲、保护正常防线的功能。一般来说，个体的弹性防线越宽、距离正常防线越远，其缓冲、保护的作用就越强。弹性防线受个体的生长发育、身体状况、认知技能、社会文化、精神信仰等多种因素的影响。失眠、营养不足、生活欠规律、身心压力过大等都可削弱其防御效能。

3. 正常防线　为弹性防线内层的实线圈，位于弹性防线和抵抗线之间。机体的正常防线是人在其生命历程中建立起来的健康状态或稳定状态，它是个体在生长发育及与环境的互动过程中对环境中压力源不断调整、应对和适应的结果。因此，正常防线的强弱与个体在生理、心理、社会文化、成长、精神等方面对环境中压力源的适应与调节程度有关。正常防线是动态的，可随着个体健康状况的变化而伸缩，只是变化速度较慢。当个体健康水平增高时，正常防线向外扩展；当个体健康状态恶化时，正常防线变窄。因此，正常防线可作为衡量个体健康状态的标准。当弹性防线不能抵抗压力源的入侵时，压力源侵犯到正常防线，个体即产生相应的反应，表现为稳定性降低或疾病。

4. 抵抗线　为紧贴基本结构外层的虚线圈。由支持基本结构和正常防线的一系列已知和未知的因素构成，如白细胞、免疫功能和其他生理机制。抵抗线的主要功能是保护机体基本结构的稳定和恢复正常防线。当压力源入侵到正常防线时，抵抗线即被无意识地激活，若其功能能有效地发挥，可促使个体恢复到正常防线的水平；若抵抗线功能失效，可导致个体能量耗竭，甚至死亡。

正常防线、弹性防线、抵抗线这三种防御线，既有先天赋予的，也有后天习得的，其防御效能取决于个体生理、心理、社会文化、精神、发展五个变量的发展状况和相互作用。弹性防线保护正常防线，抵抗线保护个体的基本结构。当个体遭受应激源侵袭时，弹性防线首先被激活，若弹性防线防御无效，正常防线受到侵犯，人体发生反应，出现症状，此时抵抗线被激活，若抵抗有效，个体又可以恢复到通常的健康状态；抵抗无效，个体的基本结构被破坏，个体则面临生病或死亡。

（二）压力源

压力源为可引发紧张和导致个体不稳定的所有刺激。纽曼将压力源分为以下三种。

1. 个体内的　指来自于个体内部与内环境有关的压力，如悲伤、疼痛、自尊紊乱、失眠等。

2. 人际间的　指来自于两个或多个个体之间的压力，如夫妻关系、护患关系紧张，上下级之间关系紧张等。

3. 个体外的　是指发生于体外、距离比人际间压力源更远的压力，如经济状况欠佳、环境陌生、社会医疗保障体系的变革等。

（三）反应

纽曼认同"压力学之父"塞利关于压力反应的描述，赞同其提出的压力可产生局部适应综合征、全身适应综合征以及压力反应的三阶段学说。纽曼进一步提出，压力反应不仅局限于生理方面，应是生理、心理、社会文化、精神与发展等多方面的综合反应，其结果可以是正性的，也可以是负性的。

（四）预防

纽曼认为护士应根据服务对象系统对压力源的反应采取以下三种不同水平的预防措施。

1. 一级预防 适用于怀疑或发现个体存在压力源，但应激反应尚未发生时。护理的重点是通过控制或改变压力源实施护理，减少或避免服务对象与压力源接触，巩固弹性防线和正常防线。一级预防的目的是防止压力源侵入正常防线，保持机体系统的稳定，促进及维护人的健康。

2. 二级预防 适用于当压力源已经穿过正常防线，个体系统的动态平衡被破坏，机体发生压力反应，出现症状或体征时。护理的重点是帮助服务对象早期发现、早期治疗，加强内部抵抗线以保护基本结构。二级预防的目的是减轻和消除反应、恢复系统的稳定性并促使个体恢复原有的健康状态。

3. 三级预防 适用于个体的基本结构及能量源遭到破坏后。护理的重点是帮助服务对象恢复及重建功能，减少后遗症，并预防压力源的进一步损害。三级预防的目的是进一步维持个体的稳定性、防止复发。

二、纽曼对护理四个基本概念的论述

1. 人 人是与环境进行互动的寻求平衡与和谐的开放系统，由生理、心理、社会文化、成长发展、精神信仰等变量组成。护理对象可以是个体、家庭、社区及各种社会团体。

2. 环境 环境是指任何特定时间内影响个体并受个体系统影响的所有内外因素，分为内环境、外环境及创造性环境。纽曼提出的创造性环境是指人在不断适应内外环境的刺激过程中，为维持系统的完整和稳定而自发产生变化的环境。

3. 健康 健康是一种动态的、从疾病到强健的连续过程，是任何时间点上个体身心、社会文化、精神与发展等各方面的稳定与和谐状态。健康就如一种"活能量"，该能量不断地在环境和个体系统之间流动。当机体产生和积累的能量多于消耗时，个体的完整性和稳定性增强，逐步走向强健；而当能量产生与积累不能满足机体需要时，个体的完整性和稳定性减弱，健康渐逝，甚至产生疾病，若未能及时得到纠正，最终将走向衰竭或死亡。

4. 护理 护理是通过有目的的干预，减少或避免压力源对个体的负性影响，增强机体的防御功能，帮助护理对象获得并保持最佳的健康水平。护理的主要任务是保存能量，恢复、维持和促进个体的稳定、和谐与平衡。

三、纽曼保健系统模式与护理实践之间的关系

纽曼发展了以护理诊断、护理目标和护理结果为步骤的独特的护理工作步骤。

1. 护理诊断/护理问题　护理人员首先需要对个体的基本结构、各防线的特征以及个体内、个体外、人际间存在的和潜在的压力源进行评估，然后收集并分析个体在生理、心理、社会文化、精神与发展各个方面对压力源的反应及相互作用资料，最后就其中偏离健康的方面做出诊断并排出优先顺序。

2. 护理目标　护理人员以保存能量，恢复、维持和促进个体稳定性为原则，与个体及家属共同制定护理目标、促使目标达成的干预措施及设计预期护理结果。纽曼强调应用一级、二级、三级预防原则来规划和组织护理活动。

3. 护理结果　是护理人员对干预效果进行评价并验证干预有效性的过程。评价内容包括个体内、个体外及人际间压力源是否发生了变化，压力源本质及优先顺序是否改变，机体防御功能是否有所增强，压力反应症状是否得以缓解等。

项目四　佩普劳的人际关系模式

人际关系模式由美国著名的护理学家希尔德吉德·E·佩普劳（H.Peplau）提出。1952 年出版的《护理中的人际关系》一书是她的代表作，详细阐述了人际关系模式。该模式被广泛地应用于临床实践，尤其是精神科护理领域，因此她被人们誉为"精神病护理之母"。

知 识 链 接

佩普劳简介

佩普劳于 1909 年生于美国宾夕法尼亚州，1931 年接受护校教育，1943 年获人际关系心理学学士学位，1947 年获哥伦比亚大学师范学院精神科护理硕士学位，1953 年获哥伦比亚大学课程设置教育学博士学位。

一、佩普劳人际关系模式的基本内容

佩普劳的人际间关系模式，认为护士与患者是两个陌生个体，他们有着不同的目的和兴趣，在治疗和护理过程中，为了患者的健康，互相理解、共同探讨解决健康问题的方法，形成了一种工作关系。因而，护士与患者之间的关系，是解决冲突、困难，满足患者需要的关键。

（一）人际间关系形成过程

佩普劳认为，在护患关系的发展中，经历了认识期、确认期、开拓期、解决期等四个时期。

1. 认识期　是护患关系的开始阶段，患者由于"感觉到需要"而寻求专业性的帮助。护士需要协助患者认识和理解其问题，并利用现有专业资源与患者及其家属合作，共同对所需要的护理服务做出计划。认识期的重要任务就是护患双方共同明确问题。在这一时期，良好的护患关系是做好护理工作的重要基础，有利于促进护理人员与患者之间的相互信任和协作，使患者能够积极主动地参与和配合医疗护理工作，有利于减少医疗纠纷和护患矛盾的发生。这也是顺应优质护理服务的潮流。

2. 确认期　确定适当的专业性帮助的阶段。护士通过观察患者和收集资料找出其存在的问题，确定为患者提供何种帮助，并制定相应的护理计划。在此阶段，患者对护士做出选择性反应，并表达出其对健康问题的认识。患者对护士的依赖可能有以下三种情况：①独立自主、不依赖护士；②与护士分担、相互依赖；③被动地完全依赖护士。

3. 开拓期　患者从护理过程中获益，健康状况逐渐恢复。此期患者可能显示出更多的自主性，容易出现依赖与独立的冲突、困惑、焦虑，护士应该帮助患者恢复自理能力。

4. 解决期　护患关系解除阶段。在此期间患者的需要得到满足，身体基本康复，情绪良好稳定，具备独立处理问题的能力，因而他们之间的治疗性关系可以结束了。此期护士与患者需要进一步共同发现新问题，制定新目标，解决新问题，最终使患者朝着富有创造性、建设性、生产性、自身性及适应于社区生存的方向发展，帮助患者进一步恢复其生理上和心理上的自理能力，摆脱对护士的依赖。

在整个过程中，这些阶段之间可能出现部分重叠和互相关联，特别是确认期。各期的持续时间可以是不同的，护士在不同阶段所扮演的角色也是不同的。

（二）护士在护患人际关系中的角色

佩普劳认为护患关系在整个护理过程中起着关键性作用，是护士与患者为了患者的健康这一共同目标相互理解并共同努力解决患者健康问题的人际关系。护士在护理过程中应对患者承担帮助者、教育者、咨询者、管理者、代言人等多重角色，以达到维护和促进患者健康的目的。

二、佩普劳对护理四个基本概念的论述

1. 人　人是一个生理、心理和社会都处于动态变化的有机体。人具有生理的、生化的和人际关系的特征和需要。人的生命过程是努力达到生理、心理和人际关系等平衡稳定状态的过程。

2. 健康　健康是在人格和人类发展过程中，为使人的各种生理和心理的需求得到满足，朝着富有创造性、建设性、价值性及适应社会生存的方向发展的各种活动。因而健康要求各种生理和人格的需要得到满足，这样才能充分发挥其能力。

3. 环境 存在于个体周围的，与个体发生相互作用的重要因素（事与物），如文化、家庭、道德等。在一般情况下，环境在人与人之间发生作用，影响健康。因此，佩普劳强调护理住院患者时，护士应考虑到每个患者不同的文化背景。

4. 护理 护理是帮助人们满足现有的需要，促进人格向前发展，通过与护理对象建立重要的、治疗性的人际关系的过程中实现。

三、佩普劳人际关系模式与护理实践之间的关系

1. 临床护理 佩普劳的理论被临床工作者广泛应用，为临床护理的进展开辟了新的方向，它带来了"一种新思维，一种新方法，一种以理论为基础的，并指导护理实践的、有利于患者的治疗性工作"。在处理个体精神心理问题时，建立治疗性人际关系的过程是相当重要的，否则护士的咨询者角色工作将无从开展。后来，佩普劳的理论又被运用到个案护理中，并强调护患之间相互作用的重要性。

2. 护理教育 佩普劳对护理教育具有较为深远的影响。二十世纪五六十年代，佩普劳的理论模式就已经被编辑出版，尤其在精神、心理护理方面可以查到大量的关于佩普劳理论模式的早期评论。许多精神科护理教材都吸纳了佩普劳工作的内容，其中《护理人际关系》一书，今天已经成为护理研究生和护理专业学生的工具书。佩普劳的理论思想，特别是她有关护理、护理程序、焦虑、学习、精神心理治疗方法等观点，已经成为护理学科共同文化的一部分。

3. 护理科研 佩普劳的工作影响着临床护理和研究的方向，是一种作为在定量和定性研究发展护理知识体系的不一般的工具。早期的护理研究局限于理论模式的概念性研究，遵循患者的健康问题是人内在的现象和探索护患关系的假设。佩普劳的理论模式提出以后，护理研究就开始转向对社会系统内部的研究，由此更广泛地检验了护理工作中的各种关系。

总之，佩普劳的人际关系模式的提出，为护理的临床实践、理论和研究作出了显著的贡献，奠定了护理学人际关系知识体系的基础。

复习思考

1. 简述奥瑞姆自理模式的基本观点。
2. 简述罗伊适应模式在护理实践中的应用。
3. 在纽曼的健康系统模式中，系统的预防机制包括哪些？

扫一扫，知答案

扫一扫，看课件

模 块 五

护理程序

【学习目标】

　　掌握护理程序的基本步骤、主要工作内容及其在护理工作中的应用；护理评估中资料的分类、收集方法及步骤；护理诊断的组成、类型和陈述结构。

　　熟悉评判性思维的结构要素；循证思维的基本要素与实践过程。

　　说出护理程序、护理评估、护理诊断、评判性思维、循证护理的概念。

案例导入

　　王某，女，50 岁，某餐馆老板，独子在国外留学，丈夫半身不遂。王某晚上骑电车不幸被迎面而来的电车撞倒，即感右脚明显疼痛，活动受限，急诊收治入院，X 线显示"右踝骨折"，脚踝局部疼痛且明显肿胀、青紫、功能障碍，病人十分焦虑。

　　思考：护士接诊后怎样收集王某的资料？王某存在的主要护理问题有哪些？

　　护理程序是一种科学地确认问题和解决问题的工作和思维方法，贯穿于护理活动的始终。评判性思维贯穿于护理程序的各个环节，是护理程序实践中重要的智力要求。护理程序中正确地评估和决策方案，又必须依赖循证护理寻求最佳证据，充实护理程序内涵，使护理程序纳入科学的轨道。因此，护理程序、评判性思维和循证护理的有机结合，有助于保证护理对象得到完整的、适应个体需要的整体护理。

项目一　认识护理程序

一、护理程序的概念与发展历程

（一）护理程序的概念

护理程序（nursing process）是以促进和恢复护理对象的健康为目标所进行的一系列有目的、有计划的护理活动，是一个综合的、动态的、具有决策和反馈功能的过程，对护理对象进行主动、全面的整体护理，使其达到最佳健康状态。护理程序是一种科学的确认问题、解决问题的工作方法和思维方法。

（二）护理程序的发展历程

1955年，美国护理学者莉迪亚·赫尔（Lydia Hall）首先提出责任制护理，护理是"按程序进行工作的"，强调以患者为中心实施护理。从那时起，许多护理工作者对护理程序进行研究，护理程序得到了逐步的发展。

1959年约翰逊（Johnson）、1961年奥兰多（Orlando）、1965年威登贝克（Wiedenbach）三名护理学者各自创立了一个三步护理程序的模式并将之用于护理教育和护理临床实践。

1967年，尤拉（Rurah）和沃尔什（Walsh）出版了第一本权威性的教科书《护理程序》，确立护理程序有四个步骤：评估、计划、实施和评价。

1973年，盖比（Gebbie）和拉文（Lavin）在护理程序中又增加了护理诊断，使护理程序成为五个步骤。1977年，美国护士协会（American Nurses' Association，ANA）规定护理程序包括评估、诊断、计划、实施、评价五个步骤，并将其列为护理实践的标准。

20世纪80年代初，美籍华裔学者李式鸾博士来华讲学，将护理程序引入中国。1994年经美籍华裔学者袁剑云博士来华介绍，我国部分医院开始试点建设和开展以护理程序为核心的系统化整体护理。2001年袁剑云博士又在我国介绍以护理程序为基本框架的临床路径，促进了护理程序在我国护理工作中的运用。

二、护理程序的理论基础

护理程序是在多学科理论成果的基础上构建形成的，包括系统理论、信息论、控制论、需要理论、压力与适应理论、解决问题理论等；这些基础理论相互联系，相互支持，为护理程序提供了理论上的解释依据与支持基础，保证了护理工作的顺利实施。

系统理论构成护理程序的基本框架；信息论赋予护士与患者交流的技巧和知识；需要理论用于指导患者需要层次的划分和护理诊断顺序的排列；压力与适应理论帮助护士发现

患者生理、心理反应，提高病人适应能力；解决问题理论使护士面对患者的复杂问题时，能帮助明确健康问题，制定目标，寻求最佳解决方案和评价效果。

三、护理程序的特性

1. 以护理对象为中心　为护理对象解决健康问题是护士运用护理程序的根本目的。同时要考虑人的个体特性，根据人的生理、心理和社会需求安排护理活动，充分体现以人的健康为中心的指导思想。

2. 目标性　护理程序以识别并解决护理对象的健康问题及对健康问题的反应为特定目标，全面计划及组织护理活动，帮助护理对象满足需要，达到最佳健康状态。

3. 循环性和动态性　护理程序虽是按照评估、诊断、计划、实施、评价的步骤进行护理活动，但需要根据护理对象健康反应的变化，不断调整护理活动，随时做出评价和采取相应措施，动态地循环。

4. 科学性　护理程序是在吸收多学科理论成果的基础上构建而成的，不仅体现了现代护理学的理论观点，也涉及系统理论、沟通理论、压力与适应理论等相关理论。护理人员必须有扎实的专业知识。

5. 互动性和协作性　护士在护理过程中，需要随时与护理对象、家属、医生、同事及其他人员交流和协作，共同为恢复和促进护理对象的健康服务。

6. 创造性　护士需要运用评判性思维，根据护理对象的健康问题及特殊需求，独立地、创造性地设计解决问题的方法。

7. 普遍性　护理程序适用于个人、家庭、社区，无论护理场所是医院还是其他健康服务机构，都可以灵活应用护理程序。

项目二　护理程序的步骤

护理程序由评估、诊断、计划、实施和评价五个步骤组成，各步骤间相互关联、相互依赖、相互影响。

一、护理评估

护理评估（nursing assessment）是指有系统、有组织地收集资料，并对资料加以整理与分析的过程，目的是明确护理对象所要解决的健康问题。评估是一个动态、循环的过程，贯穿于护理程序各个步骤，既是确立护理诊断和实施护理措施的基础，也是评价护理效果的参考。

（一）收集资料

1. 收集资料目的

（1）为做出正确的护理诊断提供依据。

（2）为制定护理计划提供依据。

（3）为评估护理效果提供依据。

（4）为护理教学和科研积累资料。

2. 资料的来源

（1）直接来源：护理对象是资料的主要来源，其所提供的资料通常最为精确。

（2）间接来源：包括与护理对象有关的人员，如亲属、朋友、同事等；其他医务人员，包括医生、护士和健康保健人员等；护理对象的医疗记录，既往疾病史和现有疾病的情况，辅助检查的资料，如各种实验室检查、病理检查等；各种医疗护理文献等。

3. 资料的内容

（1）一般资料：主要包括患者的姓名、性别、年龄、民族、职业、文化程度、婚姻状态、家庭住址、宗教信仰、联系人、本次住院的主要原因与要求、入院方式及医疗诊断、现在的健康状况等。

（2）既往健康状况：包括既往患病史、家族病史、过敏史、住院史、手术史、婚育史等。

（3）生活状况及自理程度：包括饮食、睡眠或休息、排泄、清洁卫生、自理能力、活动方式等。

（4）护理体检：包括生命体征、精神和营养状况、身体各系统的阳性体征等。

（5）心理社会状况：包括性格特征、情绪状态、对疾病的认识和态度、康复信心、对护理的要求、希望达到的健康状态、应对能力等。工作环境、医疗保健待遇、经济状况、家属成员对病人患病的态度及对疾病的了解和认识等。近期的应激事件，如失业、丧偶、离婚、家人生病等。

4. 资料的分类

（1）主观资料：即患者的主诉，包括患者的经历、感觉以及他所看到的、听到的或想到的关于健康状况的主观感觉。如"我感觉烦闷""我夜间睡眠很不好""我胸痛得很"等。也包括病人家属或其他亲密接触者的代诉。

（2）客观资料：是护士通过观察、体格检查以及借助医疗仪器和实验室检查所获得的资料，如黄疸、发热、呼吸困难、发绀等。

护士收集到主观资料和客观资料后，应将两个方面的资料加以比较和分析，可互相证实资料的准确性。

5. 收集资料的方法　资料收集方法包括观察法、交谈法、护理体检和查阅资料四种

方法。

（1）观察法：是观察者或护士利用视、听、嗅、触等多种感官有计划、有目的、系统地收集有关患者生理、心理、精神、社会等各方面的资料。观察是一个连续的过程。护士与患者的每次接触都应该注意观察，因观察所获得的资料可反映护理计划的正确与否和护理措施实施的效果。

（2）交谈法：是通过有目的的交流获得患者资料的方法。护士与患者及其家属的交谈可使护士获得患者病情和心理反应等资料，也可使患者及其家属获得有关病情、检查、治疗、康复的信息及心理支持，同时有助于建立良好的护患关系。交谈方式可分为正式和非正式两种：①正式交谈是指事先通知患者进行有计划的交谈，如入院患者健康状况资料。②非正式交谈是指护士日常工作中与患者随意而自然的交谈，这样的方式往往使患者及家属倍感亲切，从而愿意说出内心真实的想法和感受。但护士应注意交谈技巧和注意事项，建立相互信任的治疗性护患关系。

（3）护理体检：是评估中收集客观资料的方法之一。护士要运用视诊、触诊、叩诊、听诊等方法，对患者进行全面的体格检查。重点放在护理评估中出现问题的地方，并侧重于身体各部分、各系统的基本功能。

（4）查阅资料：查阅护理对象的医疗病历、护理记录单、实验室及其他检查结果、相关文献等。

（二）整理分析资料

整理分析资料是将所收集到的资料进行分类、核实、筛选、分析和记录的过程。

1. 核实资料　为确保所收集资料的真实性、准确性，需要对资料进行核实。

（1）核实主观资料：核实主观资料并非出于对患者的不信任，而是由于患者的感知有时可能出现偏差，因而需要用客观资料对主观资料进行核实。如患者自述"我感觉心慌"，可以用测量脉搏加以证实。

（2）澄清含糊资料：如护理对象诉"咳痰"，护士需要进一步询问咳痰的具体情况，如痰液颜色、性状、量、气味等。

2. 资料的分类　采用适当方法进行分类，避免重复和遗漏，有助于护士确定护理问题，做出正确护理诊断。目前临床常用分类方法有以下 3 种。

（1）按马斯洛（Maslow）的需要层次理论分类：①生理需要，如喉头水肿、头痛、体温 38℃、大小便失禁、尿少等；②安全需要，如对陌生环境感到无助、手术前恐惧、担心经济等；③爱与归属的需要，如想念家人、害怕孤独、喜欢有人陪伴等；④尊重的需要，如因生活不能自理怕被别人看不起、因外貌受损而怕被别人歧视等；⑤自我实现的需要，如担心住院会影响工作、学习、经济收入等。

（2）根据戈登（Gordon）的 11 个功能型健康型态分类：包括健康感知 – 健康管理型

态、营养代谢型态、排泄型态、活动 – 运动型态、睡眠 – 休息型态、认知 – 感受型态、角色 – 关系型态、自我感受 – 自我概念型态、性 – 生殖型态、应对 – 压力耐受型态、价值 – 信念型态。

（3）根据北美护理诊断协会（NANDA）的人类反应型态分类法 II 分类：该分类方法是在戈登的 11 个功能型健康型态的基础上修订而成，涉及 13 个范畴，包括促进健康、营养、排泄、活动 / 休息、感知 / 认知、自我感知、角色关系、性 / 生殖、应对 / 应激耐受性、生活准则、安全 / 防御、舒适、成长 / 发展。

3. 分析资料　通过分类整理资料，检查有无遗漏，进一步分析，找出异常或发现健康问题，为做出正确的护理诊断奠定基础。

（三）记录资料

记录资料是护理评估的最后一步，目前尚无统一的格式，一般可根据收集资料时的分类方法，自行设计表格记录。记录时应遵循全面、客观、准确、及时的原则，并符合医疗护理文件书写要求。

二、护理诊断

护理诊断（nuring diagnosis）是护理程序的第二步，是在评估的基础上对收集到的健康资料进行分析，从而确认护理对象现存的或潜在的健康问题及其相关因素。

（一）护理诊断的概念

护理诊断是关于个人、家庭、社区对现存的或潜在的健康问题或生命过程反应的一种临床判断，是护士为达到预期目标（预期结果）选择护理措施的基础，而预期目标（预期结果）是由护士负责制定的。这些健康问题的反应属于护理职责范畴，可以用护理的方法来解决。

（二）护理诊断的分类

1. 现存的护理诊断　指对护理对象目前已存在健康问题的描述。书写时通常将"现存的"省略，如"躯体移动障碍""腹泻"。

2. 潜在的护理诊断　指护理对象目前尚未发生健康问题，但有危险因素存在，如不及时采取预防措施就极有可能发生健康问题反应的描述。用"有……的危险"进行描述，如"有皮肤完整性受损的危险""有窒息的危险"等。

3. 健康的护理诊断　是指个体、家庭或社区从特定的健康水平向更高的健康水平发展所做的临床判断。如"母乳喂养有效"。

4. 综合的护理诊断　是指一组由某种特定的情境或事件所引起的现存的或潜在的护理诊断。如"强暴创伤综合征"。

（三）护理诊断的组成

护理诊断由名称、定义、诊断依据、相关因素（或危险因素）4 部分组成。

1. 名称 是对护理对象健康问题或生命过程反应的概括性描述。名称常用受损、改变、增加、减少、不足、无效或低效等词语描述，如"低效性呼吸型态""体液不足"。

2. 定义 是对名称的一种清晰、准确的描述，并以此与其他护理诊断相区别。如"低效性呼吸型态"定义为"个体呼气、吸气活动过程中肺组织不能有效扩张和排空的状态"。

3. 诊断依据 是做出护理诊断的临床判断标准，通常是相关的症状、体征及有关病史，也可以是危险因素。诊断依据依其在特定诊断中的重要程度分为主要依据和次要依据。

（1）主要依据：是指形成护理诊断时必须存在的症状、体征及有关病史，是护理诊断成立的必要条件。

（2）次要依据：是指形成护理诊断时可能出现的症状、体征及病史，对护理诊断起支持作用，是护理诊断成立的辅助条件。

4. 相关因素 是导致护理对象出现健康问题的直接因素、促发因素或危险因素。常见的相关因素有病理生理因素、心理社会因素、治疗因素、情境因素、年龄因素等。如"腹泻"的相关因素：肠炎；"睡眠型态紊乱"的相关因素：与休息环境改变有关。同一护理诊断的相关因素可涉及多个方面，因人而异。如"体温过高"的相关因素可以是手术后吸收热，也可以是细菌或病毒感染、排汗能力减低或丧失等。

（四）护理诊断的陈述结构

护理诊断的陈述包括 3 个结构要素：健康问题（problem，P）即护理诊断的名称，症状或体征（sigrs or symptoms，S），相关因素（etiology，E）。

1. 三部分陈述 即 PES 公式，多用于现存的护理诊断。

例如：排便形态改变（P）：便秘（S），与长期卧床肠蠕动减慢有关（E）。

2. 二部分陈述 即 PE 公式，只有护理诊断名称和相关因素，没有临床表现。

例如：有反肤完整性受损的危险（P）：与长期卧床有关（E）。

3. 一部分陈述 只有 P，用于健康促进性诊断。例如：有增强精神健康的趋势（P）。

（五）医护合作性问题

医生和护士共同合作才能解决的问题属于合作性问题，多指由于脏器的病理生理改变所致的潜在并发症。陈述时常以固定方式进行，即"潜在并发症：……"。潜在并发症可简写为 PC，如"PC：心律失常"。

（六）护理诊断与医疗诊断的区别

医疗诊断是用一个名称说明一种疾病或病理变化，以指导治疗。护理诊断是叙述由于病理状态所导致的已存在的或潜在的反应，包括生理、心理、社会等方面的反应，以指导护理（表 5-1）。

表 5-1　护理诊断与医疗诊断的区别

项目	护理诊断	医疗诊断
研究对象	对个人、家庭、社区现存的或潜在的健康问题或生命过程反应的一种临床判断	对个体病理生理变化的一种临床判断
描述内容	是个体对健康问题的反应，并随患者的反应变化而变化	是一种疾病，其名称在病程中保持不变
决策者	护士	医疗人员
职责范围	护理职责范围	医疗职责范围
处理手段	通过护理措施解决或减轻	通过医疗手段治愈或缓解
适用范围	个人、家庭、社区的健康问题	个体的疾病
稳定性	随病情变化而改变	确诊后不会改变
数量	可同时有多个	通常只有一个
举例	疼痛：与心肌缺血缺氧坏死有关	急性心肌梗死

（七）书写护理诊断的注意事项

1. 所列护理诊断应简明、准确、规范。

2. 一项护理诊断只针对一个健康问题。

3. 避免与护理目标、措施、医疗诊断相混淆。

4. 正确陈述和确定相关因素，有利于指明护理方向、制定护理计划和措施。陈述时通常使用"与………有关"的方式。

5. 确定的问题应是护理职责范围能够解决的或能够部分解决的。

6. 在书写原因时，避免使用可能引起法律纠纷的语句。如"皮肤完整性受损：与护士未定时给病人翻身有关""有受伤的危险：与护士未加床档有关"。

三、护理计划

护理计划（nursing planning）是护理程序的第三步，是针对护理诊断制定的具体护理措施，是护理行动的指南。护理计划包括护理诊断排序、确定预期目标、制定护理措施和形成护理计划 4 个步骤。

（一）护理诊断排序

1. 排序原则　优先解决危及患者生命的问题；根据马斯洛人类需要层次理论，优先解决低层次问题，再解决高层次问题；与治疗、护理方案无冲突时，优先解决患者主观迫切需要解决的问题；优先解决现存问题，但不要忽视潜在问题。

2. 排列顺序

（1）首优问题：是指直接威胁患者生命，需要立即采取措施解决的问题。如"气体交换受损"、休克患者的"体液不足"等问题，急危重症患者常可同时存在多个首优问题。

（2）中优问题：是指虽不直接威胁患者生命，但对其身心造成痛苦，严重影响患者健康的问题。如"活动无耐力""皮肤完整性受损"等。

（3）次优问题：是指人们在应对发展和生活变化时所产生的问题，这些问题往往不是很急迫或需要较少帮助即可解决，如部分高血压病人伴有肥胖，存在"营养失调：高于机体需要量"。

（二）确定预期目标

预期目标是期望护理对象在接受护理后的健康状态、行为及情感的改变。每一个护理诊断都要有相应的切实可行的目标，同时也是护理效果评价的标准。

1. 目标分类 根据实现目标时间长短分为短期目标和长期目标。

（1）短期目标：是指在较短时间内能达到的目标（一般指1周内）。如"24小时内患者排出大便""2天内患者能够顺利咳出痰液"等。

（2）长期目标：是指在相对较长时间才能实现的目标（一般超过1周）。如中风患者，长期目标为"住院期间患者不发生压疮"。

2. 目标的陈述方式 包括主语、谓语、行为标准、状语（条件和时间）。

（1）主语：是指护理对象或护理对象的生理功能或其身体的一个部分（如体温、体重、尿量、皮肤等），在陈述中可以省略。

（2）谓语：是指护理对象将要完成的行为，该行为是可观察的。

（3）行为标准：是指护理对象完成该行为所要达到的可观察、可测量的程度。

（4）条件状语：是指护理对象完成该行为应具备的条件，并非所有目标陈述均有此项。

（5）时间状语：是指护理对象完成该行为所需的时间限定。

例1：5天内　　　患者　　　借助拐杖　　　能行走　　　30米。
　　　时间状语　　主语　　　条件状语　　　谓语　　　行为标准

例2：出院前　　　患者　　　学会　　　自我血压监测。
　　　时间状语　　主语　　　谓语　　　行为标准

3. 制定目标的注意事项

（1）目标的主语一定是护理对象，而不是护士。目标是通过护理手段让患者达到的结果，不是护理行动本身，也不是护理人员。

（2）目标应有针对性。一个预期目标只能针对一个护理诊断，一个护理诊断可制定多个目标。

（3）目标具有现实性和可行性，在患者能力可及、资源允许的范围之内制定目标。如上消化道大出血后患者有"活动无耐力"的问题，目标：患者1周后上4层楼不感到心慌气短。

（4）目标应属于护理工作范畴，通过实施护理措施可以达到。

（5）目标是可评价的和可测量的。护理目标中陈述的行为标准应具体，以便于评价。目标中不能使用含糊、不明确的词句，如使用"了解""减轻""尚可"等，属于不能量化的行动，难以观察和测量。

（三）制定护理措施

护理措施是指护士为帮助护理对象达到预定目标而制定的具体护理活动。制定护理措施是护理人员依据自身的专业知识和实践经验，围绕护理对象的护理诊断，运用评判性思维做出的综合决策过程。

1. 护理措施的内容　主要包括护理级别、饮食护理、病情及心理活动的观察、基础护理、检查及手术前后护理、心理护理、功能锻炼、健康教育、执行医嘱、对症护理等。

2. 护理措施的类型

（1）独立性护理措施：是指护士运用护理知识和技能可独立完成的护理活动，即护嘱。如协助进食、坠床的预防、观察用药后毒副反应等。

（2）依赖性护理措施：是指护士遵医嘱执行的措施。如"皮下注射""记录出入液量""做血气分析"等。

（3）协作性护理措施：是指护士与其他医务人员共同合作完成的护理活动。如护士与康复师共同制定符合脑卒中患者的康复锻炼计划。

3. 制定护理措施的注意事项

（1）科学性：护士应以循证护理为基础，运用最新最佳科学证据，结合个人技能和临床经验及护理对象的具体情况，选择并制定合理的护理措施。

（2）针对性：针对护理诊断和预期目标来制定护理措施，体现个体化的健康护理服务。

（3）可行性：护理措施必须明确、具体，切实可行，应考虑护理对象的情况、护理人员的构成及医院的设施、设备等情况。

（4）协调性：护理措施需与医师的医嘱，营养师、放射医师及药剂师等其他医务人员对患者的安排相一致和协调。

（5）安全性：护理措施应考虑护理对象的病情和耐受能力，保证其安全。

（四）形成护理计划

将护理诊断、预期目标、护理措施等按一定格式书写成文，构成护理计划。

四、护理实施

护理实施（nursing implementation）是护理程序的第四步，是护士为达到预期目标而执行护理计划的实践操作过程。

（一）实施前思考

要求护士在护理实施前思考以下几个问题，即解决问题的"5 个 W"。

1. 做什么（what） 回顾已制定好的护理计划，保证计划内容是科学的、安全的、符合患者目前情况，然后组织所要实施的护理措施。

2. 谁去做（who） 确定护理措施是护士自己做，还是与其他医务人员共同完成，需要多少人。

3. 怎么做（how） 实施时将使用哪些技术和技巧，回顾技术操作、仪器操作的过程。

4. 何时做（when） 实施措施的恰当时间，完成措施所需要的足够时间，是否影响其他医疗和护理的进行。

5. 何地做（where） 应根据病情需要、患者的心理和情感需要、治疗护理的需要，选择或调整适当的环境，促进护理计划的顺利进行。

（二）实施前准备

每一个护理诊断都有多项护理措施，因此实施前应做好充分准备。

1. 再评估护理对象 确保护理计划中的护理措施与护理对象目前的病情变化相符合。

2. 再审核护理计划 根据再评估护理对象目前的病情状况，对护理计划中与护理对象目前情况不符的，需立即修改。

3. 分析所需的知识和技能 分析操作时将会使用的操作技术和设备，以及护理人员需具备的专业知识和技术能力，如有欠缺，应及时补充或请经验丰富、有能力的护士完成实施。

4. 预测可能的并发症及预防措施 做好预防工作，尽可能地避免和减少对护理对象的伤害，保证安全。

5. 组织资源 在实施前，配备好人力资源和环境资源。护士根据预测目标和护理计划，精心安排医护人员、家属和重要影响人，准备所需设备或物品、所需环境及时间。如会阴护理需注意环境清洁、温暖、保护患者隐私等。

（三）实施过程

实施是护士综合运用专业知识、技能操作、沟通技巧、观察能力、合作能力和应变能力等，有效执行护理措施的过程。在执行护理措施的同时，护士也要对病情及患者的反应进行评估，并对护理措施的实施效果进行及时评价，为进一步修定护理计划提供资料，因此，实施过程也是评估和评价的过程。

（四）护理记录

护理记录是实施阶段的重要内容，是交流护理活动的重要形式。实施各项护理措施后，应及时准确地进行记录，包括护理活动的内容、时间及患者的反应等。

1.记录的意义

（1）描述护理对象接受护理照顾期间的全部经过。

（2）便于其他护理人员了解护理对象的情况。

（3）作为护理工作效果与质量检查的评价依据。

（4）为护理研究提供原始资料。

（5）为处理医疗纠纷提供依据。

2.记录的方式　　常见记录方式有以下几种：

（1）PIO 格式（表 5-2）：P（Problem）代表健康问题；I（Intervention）代表护理措施；O（Outcome）代表结果，指采取护理措施后的效果。

表5-2　护理记录单（PIO 格式）

日期	时间	护理记录	签名
2016.8.9	10：00	P：急性疼痛：病人自述切口疼痛难忍，且有痛苦面容：与手术创伤有关 I：①检查患肢血运情况，用棉垫将患肢适当垫高 ②解释疼痛原因及持续时间 ③遵医嘱给病人注射强痛定 100mg	李华
2016.8.9	21：00	O：病人安静入睡	王萍

（2）SOAPIE 格式：①S（subjective）主观资料：即护理对象的主诉，如对疾病的感觉、态度、愿望及需要等；②O（objective）客观资料：护理人员通过观察、体检、借助诊断仪器和实验辅助检查等获得的资料；③A（assessment）评估：护理人员收集、分析护理对象的主观和客观资料，依次提出护理诊断；④P（plan）计划：即解决问题的方案；⑤I（interventions）措施：执行的护理活动；⑥E（evaluation）评价：按预期目标规定的时间，将护理对象获得护理后的健康状况与预期目标进行比较，并做出评定及修改。

（3）DAR 格式：是护理实施进行的另一种常用方法，它不同于以"问题"为基础，而是强调"要点"，记录中包括资料（Data）、措施（Action）和反应（Response）。

（4）APIE 格式：是问题、干预、评价系统记录表格，又称评估（Assessment）、问题（Problem）、干预（Interventions）、评价（Evaluation）。APIE 系统记录表格是一种系统记录护理过程和护理诊断的方法。

目前，我国多采用 PIO 记录方式。记录要求及时、准确、真实、重点突出，可采取文字描述或填表、在相应项目画钩等方式。

五、护理评价

护理评价（nursing evaluation）是将护理结果与护理计划中的预期目标进行比较并做

出评定和修改的过程。虽然护理评价是护理程序的最后一步，但事实上评价贯穿于护理活动的全过程。

（一）评价内容

1. 组织管理评价　评价病区整体护理的组织管理质量是否有效地保证了护理程序的贯彻执行，使护理程序的运用及护理实效的取得有了组织保证。

2. 护理过程评价　检查护士的护理活动过程是否符合护理程序的要求，如各种护理操作的过程、与护理对象的沟通情况、健康教育的组织开展过程等。

3. 护理效果评价　为评价中最重要的部分。核心内容是评价护理对象的行为和身心健康状况的改善是否达到预期目标。

（二）评价步骤

1. 建立评价标准　护士应选择能验证护理诊断及护理目标实现的可观察、可测量的指标作为评价标准，客观地对病人的健康状况及护理效果进行评价。

2. 收集资料　护理评价不仅要针对原有评估的异常资料重新收集，还要收集新出现的异常资料，即收集各类有价值的主客观资料。

3. 评价目标是否实现　将患者目前的健康状况与护理计划中的护理目标进行比较，判断目标是否达到。目标的实现程度有 3 种：①目标完全实现；②目标部分实现；③目标未实现。

例如：预期目标为"患者 1 周后能行走 30 米"，1 周后的评价结果为：

患者已能行走 30 米——目标完全实现。

患者只能行走 5 米——目标部分实现。

患者拒绝下床行走或无力行走——目标未实现。

4. 分析原因　分析的内容主要包括收集的资料是否准确和全面；护理诊断是否正确；评价设立目标的时间和行为标准是否合理；制定的护理措施是否适合患者；实施过程是否有效；患者配合是否得当；患者的病情是否已经好转或有新的问题发生。

5. 重新修订护理计划　根据分析的结果，对护理计划进行修订。修订通常有以下几种方式。

（1）停止：针对目标完全实现的护理诊断，其相应的护理措施同时停止。

（2）继续：针对目标部分实现的护理诊断，健康问题尚未彻底解决，护理目标与护理措施得当，应继续执行护理计划。

（3）取消：针对潜在的护理诊断未发生，危险因素也不再存在，应取消护理计划。

（4）修订：对目标部分实现和目标未实现的原因进行分析，找出问题根源，对护理诊断、预期目标和护理措施中不适当的地方加以修改。

（5）增加：当收集到的资料提示护理对象出现新的健康问题时，应增加新的护理诊断，针对性地设立预期目标和制定护理措施，并列入护理计划。

项目二 评判性思维

在护理实践过程中，护士面临复杂的临床现象，需要运用科学思维来独立思考，从多个角度认识分析问题，做出正确判断，提高护理工作的科学性、合理性及实效性，同时促进护士整体素质的提高。

一、评判性思维的概念

评判性思维（critical thinking）也被称作批判性思维，是指个体在复杂情景中，在反思的基础上灵活应用已有知识和经验进行分析、推理并做出合理的判断，在面临各种复杂问题及各种选择的时候，对问题的解决方法进行选择，能够正确进行取舍。从护理的角度来看，评判性思维是对临床复杂护理问题所进行的有目的、有意义的自我调控性的判断、反思、推理及决策的过程。

二、评判性思维的特点

1. 评判性思维是主动思考的过程 评判性思维者必须对外界的信息和刺激、他人的观点或权威的说法进行积极的思考，主动地运用知识和技能做出分析判断。

2. 评判性思维是质疑、反思的过程 评判性思维者通过不断提出问题而产生新观点。在此过程中，始终注意反思自己或他人的思维过程是否合理，客观判断相关证据，坚持正确方案，纠正错误选择。

3. 评判性思维是审慎开放的过程 运用评判性思维思考和解决问题过程中，要求审慎广泛地收集资料，寻求问题发生的原因和证据，经过理性思考，得出结论。但也必须认识到评判性思维在审慎的同时，要求个体有高度的开放性，愿意听取和交流不同观点，使所做的结论正确、合理。

三、评判性思维的构成要素

评判性思维主要由智力因素、认知技能因素和情感态度因素构成。

（一）智力因素

智力因素是指在评判性思维过程中所涉及的专业知识。护理学的专业知识包括医学基础、人文知识及护理学知识。护士在进行评判性思维时必须具备相应的专业知识基础，才能准确地判断护理对象的健康需要，做出合理的临床推理及决策。

（二）认知技能因素

评判性思维由 6 方面的核心认知技能及相对应的亚技能组成，核心认知技能为解释、分析、评估、推论、说明和自我调控。

1. 解释　是对推理的结论进行陈述以证明其正确性。在解释过程中，护士可以使用相关的科学论据来表述所做的推论。解释包含分类、解析意义及阐明意义等亚技能。

2. 分析　是鉴别陈述，提出各种不同问题、概念或其他表达形式之间的推论性关系。分析中所包含的亚技能为检查不同观点、确认争论的存在及分析争论。

3. 评估　是对相关信息的可信程度进行评定，对推论性关系之间的逻辑强度加以评判。评估中所含的亚技能包括评估主张及评估争议。

4. 推论　是根据相关信息推测可能性发生的情况以得出合理的结论。推论所包含的亚技能有循证、推测可能性、做结论。

5. 说明　指理解和表达数据、事件、规则、程序、判断、信仰或标准的意义及重要性。说明中所包含的亚技能有陈述结论、证实步骤、叙述争议。

6. 自我调控　是有意识的监控自我的认知行为，进行及时的自我调整。自我调控中所包含的亚技能为自我检查、自我矫正。

（三）情感态度因素

情感态度因素是指在评判性思维过程中个体应具备的人格特征，包括具有进行评判性思维的心理准备状态、意愿和倾向。在进行评判性思维时，护士应具有以下情感态度特征。

1. 自信负责　自信是指个人相信自己能够完成某项任务或达到某一目标，包括正确认识自己运用知识和经验的能力，相信个人能够分析判断及正确解决护理对象的问题，或是有责任为护理对象提供符合护理专业实践标准的护理服务，对护理服务进行决策，并承担由此产生的各种护理责任。在护理措施无效时，也能本着负责的态度承认某项措施的无效性。

2. 诚实公正　指运用评判性思维质疑和验证他人知识、观点时，也要用同样严格的检验标准来质疑、验证自己的知识、观点，进行客观评估和判断。在对问题进行讨论时，护士应听取不同方面的意见，在拒绝或接受新观点前要努力全面理解新观点。当与患者的观点有冲突时，护士应重新审视自己的观点，确定如何才能达到对双方都有益的结果。

3. 好奇执着　好奇可以激发护士对患者的情况进一步询问和调查，以获得护理决策所需要的信息。护士在进行评判性思维时应具有好奇心，愿意进行调查研究，对患者的情况做深入了解。由于护理实践问题的复杂性，护士常需对其进行执着的思索和研究。这种执着的态度倾向使评判性思维者能够坚持努力，在情况不明或结果未知，以及遇到挫折时，也会尽可能地探究问题，尝试不同的护理方法，并努力寻求其他更多的资源，直到成功解决问题。

4. 谦虚谨慎 评判性思维者认识到在护理实践中会产生新的证据，愿意承认自身知识和技能的局限性，希望收集更多信息，根据新知识、新信息谨慎思考自己的结论。

5. 独立思考 评判性思维要求个体能够独立思考，在存在不同意见时，护士应该注意独立思考，在全面考虑护理对象情况、阅读相关文献、与同事讨论并分享观点的基础上做出判断。评判性思维者在做出合理决策的过程中，也应该具有创造性。特定患者的问题常需要独特的解决方法，护士使用创造性思维的方法考虑患者的具体情况，能有效调动患者生活环境中的各种因素，促进患者健康相关问题的解决。

四、评判性思维在护理临床实践中的应用

在护理临床实践中应用评判性思维可以帮助护士进行有效的临床护理决策，为患者提供高质量的护理服务。护士评判性思考临床情境时，首先要明确思维的目的，使护士的思考指向同一目标。此外，要求护士除了学习护理专业知识外，还必须学习生物科学、社会科学以及人文科学知识以构建坚实的护理知识和技能基础。面对复杂的临床情景，护士只有具备足够的知识储备，包括专业知识及相关领域的知识，才能评判性地理解各种资料的意义，进而做出相应的临床决策，为护理对象提供高质量的护理服务。

项目三　循证护理

循证护理是在循证实践影响下产生的一种指导临床护理实践的观念和工作方法，循证的观念和方法帮助护理人员用科学的方法寻求信息、分析信息、利用信息，以解决临床实践中的实际问题。循证护理对促进护理决策的科学性、保证护理实践的安全性、提高护理措施的有效性、节约卫生资源具有重要的临床意义。

一、循证护理的概念

循证护理（Evidence-based nursing，EBN）是随着循证医学的发展而产生的一种护理观念，它是指护理人员在计划其护理活动过程中，审慎、明确、明智地将科研结论与其临床经验以及患者愿望相结合，获取证据，做出最佳临床护理决策。循证护理构建在护理人员的临床实践基础上，强调以临床实践中特定的、具体化的问题为出发点，将来自科学研究的结论与其临床知识和经验、患者需求，进行审慎、明确、明智地结合，促进直接经验和间接经验在实践中的综合应用，并通过实施过程，激发团队精神和写作气氛，改革工作程序和方法，提高照护水平和患者满意度。循证护理注重终末评价和质量管理，能有效地提高护理质量，节约卫生资源。在循证护理实践过程中应着重考虑的是：①所有可获得的来自研究的最佳证据；②护理人员的专业判断；③患者的需求；④应用证据的情境。

知 识 链 接

循证护理的发展

1991 年加拿大 McMaster 大学教授 Dicenso 首次提出"循证护理"这一护理理念。1992 年英国成立 Cochrane 中心，1993 年正式成立 Cochrane 协作网。1996 年英国 York 大学成立了全球第一个循证护理中心，随后澳大利亚 Joanna Briggs 循证护理中心成立，是全球第二家循证护理中心，也是目前全球最大的推广"循证护理"的机构，下设美国、加拿大、英国、南非等 20 个海外分中心。2004 年，Joanna Briggs 循证护理中心与复旦大学护理学院合作，是 Joanna Briggs 合作组织（JBI）在全球的第 20 个合作中心，也是在中国内地成立的第一个中心。2012 年，北京大学医学部循证护理研究中心成立，成为澳大利亚 JBI 循证护理中心在中国内地第二家合作中心、全球第 72 家合作中心。

二、循证护理的特征

循证护理具有以下内容为基础的特征。

1. 需要高素质的护理人员 护士是实施循证护理的主体，他们能否敏锐地觉察到临床问题，能否将文献中的证据与临床实际问题实事求是地结合在一起，取决于他们是否具有丰富的临床经验、敏锐审慎的思维能力和熟练的专业技能。

2. 最佳最新的研究证据 经过严格筛选和界定的最新的和最佳的证据即循证护理的证据。最新的和最佳的证据，必须用临床研究的方法学、临床流行病学的基本理论、人文社会科学的研究方法、行为科学领域的研究设计及有关研究质量评价的标准等多元化因素去收集、整理和筛选，分析出最有科学性、价值性、可行性、有效性及经济性的证据并进行严格评定和鉴别。只有经过认真地分析、评定和鉴别，获得的最新的、最佳的研究证据才是循证护理可以采纳的证据。

3. 护理对象的实际情况、价值观和愿望 护理对象的实际情况、价值观和愿望是实施循证护理的核心内容。患者的实际情况、价值观和愿望各不相同，需求多种多样，护士应运用循证思维的方法分析患者的独特需求，寻求满足其需求的最佳方式，必要时可以打破常规。

三、循证护理的步骤

（一）明确问题

包括实践问题和理论问题。实践问题指由护理实践提出的对护理方式的质疑，以一个可以回答的问题形式提出来，例如："保持伤口干燥促进创伤愈合还是保持伤口湿润有利于愈合？"理论问题是指与实践有关的前瞻性的理论发展，例如：一名股骨颈骨折伴下肢深静脉血栓患者，护士需要为该患者提供健康教育的内容是什么？通常实践和理论这两方面的问题，难以截然区分。

（二）寻求证据

根据临床问题，确定检索关键词，检索相关文献，尤其可以检索针对这个临床问题的系统综述和实践指南。实践指南是以系统综述为依据，经专家讨论后由专业学会制定，具有权威性及实践指导意义。检索出相关的、现有的最好研究证据。

（三）筛检与评鉴证据

检索到的原始文献是进行系统评价的基础，每一篇文献对系统评价的贡献是不同的，但敏感性分析和定量分析时应给予文献不同的权重值，确定一篇文献权重值的大小要用临床流行病学和循证医学中评价文献质量的原则和方法进行严格的评鉴。这是循证护理的关键环节。严格评鉴主要包括对研究的内在真实性和外在真实性评价。在文献评价的过程中，更强调对内在真实性的评估。高质量的研究会使结果更接近真实。

（四）传播证据

通过各种途径和媒介，例如开展培训、组织讲座、发表论文、散发材料、利用网络等形式将所获得的证据推荐给临床实践机构和专业人员。为临床护理实践提供实证，倡导循证护理的开展。

（五）应用证据

将最佳证据应用于临床实践，并与临床专业知识和经验、患者相结合，根据临床情境，做出最佳的临床决策。设计合适的观察方法并在小范围内实施试图改变的实践模式。如临床研究、特殊人群的试验性调查、模式改变后的影响和稳定性的调查、护理新产品的评估、成本效益分析、病人或工作人员问卷调查等。

（六）评价证据

在应用证据的同时，注意观察其临床效果，必要时开展进一步研究。循证护理是一个动态发展过程，须在实施后评价证据应用后的效果。效果评价的反馈有助于护理研究质量的提高，使循证护理更丰富、更确切。循证护理并不单指利用系统评价后的护理文献就可作为制定护理措施的依据，还应利用医院现有的各种诊断、监护、治疗、仪器的客观指标作为制定护理计划的依据，并依据临床客观指标对护理效果进行评价。

复习思考

1. 张某，男性，70 岁，高血压病 15 年，1 年前又诊断为冠心病心绞痛。近两个月胸部疼痛发作频繁。1小时前与家人争吵后，胸痛20分钟不缓解，伴大汗，急诊入院。

（1）应该如何评估患者情况？

（2）以上资料中主客观资料各是哪些？

（3）该患者的护理诊断是什么？

2. 简述护理诊断与医疗诊断的区别。

3. 王某，女，68岁，车祸致脑出血收治入院。患者昏迷至今两个月，大小便失禁。今晨李护士查体发现其骶尾部皮肤呈紫红色，触之有硬结。李护士根据临床经验，认为应该用50%乙醇按摩受压部位皮肤促进局部血液循环。

（1）李护士是否具有评判性思维能力？为什么？

（2）李护士的临床经验有无科学证据？

（3）如何探究最佳护理实践方法？

扫一扫，知答案

模块六

健康教育

【学习目标】

掌握健康教育的程序、内容和方法。

熟悉健康教育、健康促进、健康素养、卫生宣传的概念。

了解健康教育的意义、原则。

案例导入

王某，女，62岁，1年来出现尿频、尿急，咳嗽打喷嚏时尿液不自主溢出，夜尿频繁，每晚4～5次。因丈夫脑血栓长期住院，患者情绪焦虑紧张，睡眠差。既往有高血压病史、子宫切除手术史。入院诊断为混合型尿失禁，经治疗症状改善后出院。

思考：

1. 老年人尿失禁分几类？

2. 作为一名护理人员，应该怎样对该老年人进行健康指导？

健康是人的基本权利，是社会发展的基础，追求健康也是人类永恒的主题。护理工作的重要职责之一就是通过健康教育唤起公众的保健意识，使他们改变不良的生活习惯，建立有利于健康的行为，掌握自我保健的方法和技术，从而提高全民的身体素质及生活质量。因此，护理工作者应该学习有关健康教育的知识，选择最佳的教育方法和途径，提高健康教育效果，从而更好地维护人类健康。

项目一 健康教育概述

一、相关概念

（一）健康教育

健康教育（health education）是指通过有计划、有组织、有系统的社会教育活动，将有关卫生保健知识传播给人们，全面提高公民的健康素养，改变不良的行为习惯，自愿采纳有利于健康的行为方式，降低或消除影响健康的危险因素，预防疾病、促进健康和提高生活质量，并对教育效果做出评价。

健康教育的核心是培养社会人群正确的健康观，学会自我保健、防治疾病、恢复并保持健康，培养有利于身心健康的生活方式和行为习惯。广义的健康教育应该是贯穿于人类每一个体或群体的整个生命周期，即生老病死各个环节。

（二）健康促进

健康促进（health promotion）是指以教育、政策、组织、法律和经济等手段干预对健康有害的生活方式、行为和环境，以发挥健康潜能，促进健康行为，提高健康水平。健康促进是 20 世纪 70 年代提出的一个公共卫生概念，是健康教育发展的新阶段。

（三）健康素养

健康素养（health literacy）是个体获取和理解基本的健康信息和服务，并做出正确判断和决策的能力，以维持并促进自己的健康。一个人的健康素养决定了个人如何获取、理解、利用信息，从而保持和促进健康的方法。健康素养是近年健康教育研究的一个新领域，它既是健康教育和健康促进的目标，也是衡量健康教育和健康促进成效的标志。

（四）卫生宣传

卫生宣传是指向民众宣传卫生知识，是实现特定健康教育目的的一种手段，而不是健康教育的实质。健康教育的实质是一种干预措施。

健康教育与卫生宣传教育不同，其区别在于卫生宣教是卫生知识的单向传播，其受传对象比较泛化，缺乏针对性，侧重于改变人们的知识结构和态度，不着重信息的反馈和效果。健康教育是一种有计划、有目的、有评价的教育活动，教育对象明确、针对性强、注重反馈信息，强调改变人们的行为，以提高生活质量为目的。然而，健康教育离不开卫生宣传，卫生宣传是健康教育的重要内容和手段，健康教育是整个卫生事业的组成部分，也是创造健康社会环境的"大卫生"系统工程的一部分。

二、健康教育的目的与意义

（一）健康教育的目的

1991 年 6 月，第十四届世界健康大会上，国际健康教育联盟主席托斯马等提出，健康教育的最终目的是：

1. 增强人们的健康，使个人和群体为实现健康目标而奋斗。

2. 提高或维护健康。

3. 预防非正常死亡，防止疾病和残疾的发生。

4. 改善人际关系，增强人们的自我保健能力；传播健康知识，破除迷信，摒弃陋习，养成良好的卫生习惯；倡导文明、健康、科学的生活方式。

（二）健康教育的意义

1. 健康教育是初级卫生保健的首要任务 WHO 于 1978 年 9 月在国际初级卫生保健大会（PHC）上提出"2000 年人人享有卫生保健"的战略目标。要实现这一战略目标，PHC 提出了八项基本任务，健康教育列在首位，《阿拉木图宣言》指出："健康教育是所有卫生问题、预防方法和控制措施中最为重要的，是实现初级卫生保健任务的关键所在。"

2. 健康教育是一项低投入、高产出、高效益的卫生保健战略措施 随着人类疾病谱和死亡谱的变化，慢性非传染性疾病如脑血管疾病、肿瘤、心血管疾病等已成为人类的主要死因，这些疾病的发生、发展多与不良的生活方式、行为有关。健康教育实践证明，采取合理膳食、加强锻炼、不吸烟、适量饮酒等有益于健康的生活方式，可以有效地降低疾病的发病率和死亡率，大大减少医疗费用。

3. 有利于改善护患关系，提高优质护理服务水平 健康教育是优质护理服务的重要组成部分，是促进医院持续性发展不可缺少的内容。护理人员通过对患者进行健康教育，教授患者相关的医疗保健知识，一方面提高了患者的自护能力，另一方面良好的沟通可以促进护患关系的和谐，使患者感受到温暖，增加患者对治疗、护理效果的满意度，可以缩短患者的住院周期和减少并发症的发生等。由此可见，健康教育极大地提高了医院的护理质量。

4. 促进精神文明建设 健康教育是建设社会主义精神文明的重要组成部分。目前，我国广大农村仍存在封建迷信思想，许多人相信"鬼"与"神"，有病时求巫不求医，严重影响人们的健康。健康教育可以使群众掌握科学知识，自觉破除封建迷信思想，加强精神文明建设。

三、健康教育的原则

(一)科学性

健康教育的内容必须科学、正确、翔实。教育内容应有科学依据,采用数据应可靠无误,举例应实事求是,及时应用新的科学研究结果,摒弃陈旧过时的内容,缺乏科学性的教学内容和方法往往适得其反。

(二)针对性

健康教育应根据不同人群的特点,采用不同的教育方法。健康教育对象的年龄、性别、个性、嗜好、健康状况及学习能力不同,对卫生保健知识的需求也不同,因此在实施健康教育计划之前,应全面评估服务对象的需要,明白服务对象需要了解、掌握的知识,并在此基础上制定出有效可行的健康教育计划,设计与学习者相适宜的教学活动。

(三)规律性

健康教育要按照不同人群的认知、思维和记忆规律,由简到繁、由浅入深、从具体到抽象进行。健康教育计划的拟定,不仅要考虑受教育的对象及相关资源,还要注意学习是一个循序渐进的过程,教育活动的安排应环环相扣,逐渐达到预期的学习目标。

(四)通俗性

进行健康教育时,应采用通俗易懂的语言,避免过多地使用医学术语,对于儿童可使用形象生动的比喻和儿化语言,对于文化层次较低的群体用一些当地的俗语可以帮助其更好地理解,有利于提高人群的学习兴趣和对知识的理解。

(五)可行性

健康教育必须以当地的经济、社会、文化及风俗习惯为基础,才能达到预期的目的。健康教育的目的是公众能产生自觉的健康行为,个体或群体的行为或生活方式与居住条件、饮食习惯、工作条件、市场供应、社会规范、环境状况等因素有关。因此,健康教育必须考虑到以上多种因素,促进健康教育目的的实现。

(六)合作性

1.卫生保健服务体系中,要求个人、家庭、社区、卫生专业人员、卫生服务机构和政府共同承担健康促进的责任。

2.健康教育活动中,既需要受教育对象、教育者及其他健康服务者共同参与,也需要父母、子女、同事、朋友等家庭和社会等支持系统的共同参与合作。

(七)直观性

为了提高服务对象对健康教育知识的学习兴趣和理解,可充分运用影像、图片、照片、动画、音响等形象、生动、直观、多样化的现代技术手段,以提高健康教育效果。

（八）启发性

健康教育不能采用强制手段，而是通过启发教育，如生动的案例、经验交流会等方式鼓励人们改变不健康的行为，形成自觉的健康意识和行为。

（九）保护性

护理人员开展健康教育时，应注意对患者身心的保护。如传染病患者，不能将其病情随便公布于众，避免对患者的身心造成负面影响。

（十）行政性

政府部门的领导与支持是开展健康教育活动最重要的力量，开展健康教育活动也应包含在整个医疗卫生计划内。医疗卫生部门应有专门的人员负责组织和协调健康教育，所需经费及人力、物力也应有统一安排。

项目二　健康教育的内容、方法与程序

一、健康教育的内容

健康教育的内容涉及方方面面，主要从以下四个方面进行概括。

（一）社区健康教育

1. 健康观念

（1）健康意识教育：健康意识主要是指个体和群体对健康的认知态度和价值观念。健康意识教育的内容主要包括现代健康的概念，健康对人类生存和发展的重要性，政府、社区、家庭和个人对维护健康承担的责任意识等。

（2）卫生公德，卫生法律、法规教育：改革开放以来，我国颁布了《中华人民共和国食品卫生法》《中华人民共和国环境保护法》《中华人民共和国传染病防治法》和《公共场所卫生管理条例》《侵权责任法》等一系列法律、法规，各级政府也颁布了大量地方性卫生法规。大力普及卫生法律、法规，宣扬卫生公德，有利于提高社区居民的卫生法制意识和卫生道德观念，有助于社区卫生管理、环境管理和精神文明建设。

2. 健康知识

（1）身体保健知识：身体各重要器官如心、脑、肺、肝、肾、胃肠、五官的位置、生理功能与保健等。

（2）疾病防治知识：心脑血管病、癌症、糖尿病等慢性非传染性疾病的防、治、护理、康复等知识；各种急性传染病的预防、隔离、消毒、疫情报告等知识；各系统常见病、多发病的预防、早期发现、诊断和治疗；家庭急救与护理等。

（3）生活卫生知识：饮食与营养卫生；家庭用药和医学常识，常用药的保管和服用方法；体温计、血压计、血糖仪的使用方法等；四害防治（苍蝇、老鼠、蚊子、蟑螂等）；日常生活卫生常识。

（4）心理卫生知识：包括心理状态与健康和疾病的关系；如何调节情绪，保持心理平衡；如何防止和消除紧张刺激；如何正确处理夫妻之间、婆媳之间、父母与子女之间、同事之间的关系，保持家庭和睦和良好的人际关系；如何教育子女。

（5）安全教育：交通事故、煤气中毒、溺水、自杀、劳动损伤等意外伤害是死亡和伤残的常见原因。对社区居民进行安全教育，教育居民提高自我防护意识，规范操作，可以降低和防止意外事故的发生。

（6）中老年保健知识教育：包括中老年人的生理特点和心理特点；中老年人的饮食、运动、学习、工作、娱乐、休息等方面的保健知识；中老年人常见疾病防治知识等。

（7）生殖健康教育：包括生殖卫生、计划生育、优生优育优教知识；妇女经期、孕期、产期、哺乳期的生理特点和保健知识；妇科常见病防治知识等。

（8）环境保护知识教育：如生活垃圾的处理，噪声、空气、水域、食物的污染对人体健康的危害等，环境保护教育迫在眉睫。

（9）卫生服务指南：包括了解并自觉利用社区卫生服务和医疗卫生防疫机构提供的卫生服务，主动参与健康普查、健康咨询、健康教育、健康促进活动；主动接受预防接种；有病及时就医，遵从医嘱，坚持治疗等。

3. 健康行为　健康行为包括个体行为和群体行为，如饭前便后洗手，每天早晚刷牙，不乱扔乱倒，不随地吐痰，控制烟草危害与成瘾行为等。

（二）医院健康教育

由于疾病的种类繁多，致病因素复杂，服务对象的生活和工作场所分布广泛，因此，医疗机构的健康教育内容非常复杂，其基本内容概括归纳如下：

1. 各种流行病防治知识

（1）法定传染病的防治知识：包括传染源、传播途径、易感人群、预防方法以及疫情报告、隔离、消毒、护理、治疗等有关知识。

（2）非传染性疾病的防治知识：如冠心病、脑血管病、肿瘤、糖尿病、高血压等疾病的预防、治疗、护理、康复等方面的知识。

2. 一般卫生知识的宣传教育

（1）常见病的防治知识：包括内科、外科、妇产科、儿科、五官科、肿瘤科、皮肤科等有关疾病的一般防治知识。

（2）各种仪器治疗知识：如放射线、红外线、激光等治疗方法的适应证、禁忌证、有关注意事项等内容。

（3）实验室检查、各项检查知识：如血、尿、粪三大常规，各种血液生化功能检查，

X线检查，心电图、B超、胃镜、膀胱镜、CT、磁共振检查等，都应向患者说明检查的目的、检查中应注意的事项和采集标本的方法。

（4）合理用药知识：常用药物的适应证、禁忌证、服法、剂量、副反应、注意事项等；各类中药的服法、煎制法及适应证、禁忌证；按时按量遵医嘱服药的重要性等。

（5）就诊知识：如门诊挂号、住院手续、医院科室分布及医院各项规章制度等。

（6）日常生活中饮食起居方面的卫生知识：如不同疾病患者及其家庭成员在接受治疗和康复过程中的注意事项等。

3. 心理卫生和心理治疗知识

（1）教育患者正确对待自身的疾病，帮助患者树立战胜疾病、早日康复的信念。

（2）对患者家属及陪护人员进行保护性原则教育，教育他们在精神上给患者以支持和鼓励，避免恶性刺激。

（3）针对不同类型患者的心理特点和心理矛盾，介绍有关疾病的防治知识和自我心理保健方法，消除心理异常和心理负担，提高自我保健能力。

（4）常见心理治疗方法的应用。

4. 行为干预 针对患者特定的健康问题和疾病特点，分析行为因素与所患疾病的关系及对个人健康的影响，通过行为指导和行为矫正，开展有针对性的行为干预。行为指导是通过语言、文字、声像等材料和具体的示范指导，帮助教育对象形成健康态度，做出行为决策，形成科学的行为方式。行为矫正是通过训练、强化、脱敏、厌恶疗法等方式，矫正旧的不良行为习惯，建立新的健康行为模式。

（三）农村健康教育

广泛开展农村健康教育与健康促进，积极推进"全国亿万农民健康促进行动"，是我国政府卫生工作的中心任务和健康教育的目标之一。以多种形式和多种渠道为农民送医药、送知识。加强农村流动人口和乡镇企业工人就业前健康教育培训。结合农村生态文明村镇建设，大力普及农村改水、改厕知识和技术，改善农村饮水和环境卫生状况。

（四）学校的健康教育

根据《学校卫生工作条例》要求及相关规定，城乡各类学校要开设健康教育课，开展多种形式的健康教育活动，加强健康行为的养成，重点做好心理健康，控制吸烟，环境保护，远离毒品，预防艾滋病、意外伤害等健康教育工作。在各类学校中开展健康促进活动。

二、健康教育的方法

健康教育的方法有多种，教学者可以根据教育的目的，针对不同的学习者采用不同的教育方法。具体方法介绍如下。

（一）专题讲座法

1. 定义　专题讲座法是由卫生专业技术人员对某个健康方面的问题以课堂讲座的形式向学习者传递知识的方法。它是一种正式、传统和最常用的健康教育方式，能将健康知识系统地传递给学习者，帮助学习对象了解有关健康的知识或信息，为学习者观念、态度和行为的转变打下基础。

2. 特点与适用范围　适用于各种大小团体。此法容易组织，能在有限的时间内将大量的知识系统传递给许多人。但听众较多时，讲授者难以了解听众对讲授内容的反应，无法与听众进行良好的沟通，达不到预期的效果；不利于学习者主动学习，由于教学对象不能直接体验知识和技能，有时难以理解和应用知识，容易忘记讲授内容，教学效果对教学者个人的语言素养依赖较大。

3. 注意事项

（1）有针对性的备课：在讲座前应预先了解学习对象的人数、教育程度、职业等基本资料，进行针对性的备课。

（2）注意讲授环境的布置：如视听教具、照明、通风等，尽量提供安静、光线充足、温度适宜和音响设备良好的学习环境。

（3）具备讲授能力：讲授者应具有很好的专业知识及讲授能力，内容简明扼要。

（4）讲授中注意语言艺术：做到条理清晰、重点突出、通俗易懂；讲授的概念、原理、事实、观点必须正确；最好配有文字资料、幻灯、图片、视频等帮助理解。

（5）注意调动学习者的学习热情：及时以提问等方式了解听众对知识掌握的反馈；演讲结束后鼓励听众发问，形成双向沟通。

（6）讲授时间适宜：时间不宜过长，一般以 30～60 分钟为佳，以保持听众的注意力。

（二）讨论法

1. 定义　讨论法是针对学习者的共同需要或存在的相同问题，以小组或团体的方式进行健康信息的沟通及经验交流，大家就共同关心的问题展开讨论，各抒己见。

2. 特点与适用范围　适用于 5 人以上 20 人以下的多种内容的教学。教学对象为互动主体，使学习的过程化被动为主动，大家对某一问题根据自己的经验及判断提出看法或意见，学习者从中分享知识经验，有利于提高学习兴趣，加深对问题的认识及了解，促进态度和行为的改变。其不足是小组的组织及讨论较浪费时间，如果引导、控制不好，可能会出现有些人过于主导，而有些人则很少参与讨论或出现讨论离题的现象。

3. 注意事项

（1）组成讨论小组：参加小组讨论的人员以 8～15 人为宜，尽量选择年龄、健康状况、教育程度等背景相似的人组成同一小组。

（2）确定讨论主题：讨论前应确定讨论的主题和讨论的基本内容，并制定一些讨论规则，如讨论主题和发言时间，争取每人发言等。

（3）选择讨论场地：讨论场地应便于交流，环境安静，最好以圆形或半圆形就座。

（4）掌握讨论技巧：一般由医护人员或保健人员当主持人，在开始时先介绍参加人员及讨论主题，在讨论过程中要注意调节讨论气氛，适时加以引导、提示、鼓励和肯定，讨论结束时，应对讨论结果进行简短的归纳及总结。

（三）角色扮演法

1. 定义　角色扮演法是一种通过行为模仿或行为替代来影响个体心理过程的方法。通过制造或模拟一定的现实生活片段，使教学内容剧情化，由学习者扮演其中的角色，将角色的语言、行为、表情及内心世界表现出来，使学习者在观察、体验和分析讨论中理解知识并受到教育。

2. 特点与适用范围　这种方法提供了具体而有趣的学习环境，形式生动活泼，所有人员都可以参与学习过程。但是，由于角色扮演法是一种当众表演，需要有较强的参与意识，对于随和、性格外向者易于做到，而对于害羞、性格内向者，角色扮演较困难，可能使希望的或预期表现的内容无法表现出来。此方法适用于儿童和年轻人。

3. 注意事项

（1）角色扮演前准备：为了达到理想的效果，角色扮演前，应注意扮演主题的选择和编排，并做好角色的分配与排练。

（2）角色扮演时讲解：角色扮演时，主持者应报告此项教学活动的目的及意义，并对剧情及有关的表演人员进行简单的介绍。

（3）角色扮演后应进行讨论：可先由扮演者汇报自己的感受，然后让其他人员积极参加讨论。主持者可以引导参加人员讨论剧中的重点及内容，以使其了解相关的知识及原理。

（四）实地参观法

1. 定义　实地参观法是根据教学目的，组织学习者到实际场景中观察某种现象，以获得感性知识或验证已经学习过的知识的教学方法。

2. 特点与适用范围　学习者能在实际参观中增进对教学内容的了解，有利于提高学习者的观察技巧，刺激学习者寻找更多的学习经验。如：带领孕妇参观产房，以消除初产妇对分娩的恐惧；会见术后恢复较理想的患者，以对术前患者增强手术治疗的信心。这种方法容易受条件限制，由于所需的时间较多，有时因不易找到合适的参观场所而无法实施。

参观法分为三种：①准备性参观：在学习某种知识前进行。②并行性参观：在学习某种知识的过程中进行。③总结性参观：在学习某种知识后进行。

3. 注意事项

（1）做好参观的准备：选择合适的参观地点；事先到参观地考察并与参观单位取得联系，沟通参观访问事宜，全面了解需要注意的问题，做好参观计划。

（2）指导参观的进行：参观前告知参观者参观的目的、重点及注意事项；参观时间要充分，使学习者有时间提问；参观后应配合讨论，以减少疑虑或恐惧。

（五）示范法

1. 定义 示范法是指教学者通过具体动作范例，使学习者直接感知所要学习动作的结构、顺序和要领的一种教学方法。

2. 特点与适用范围 常用于教授某项技术或技巧，通常包含有动作、程序、技巧和知识示范等，并以各种设备和教具做相应的配合。学习者有机会将理论应用于实际，获得某项技巧或能力；可根据学习者的具体情况安排示范的速度，可重复示教。此法受教学条件的限制，如教学场地受限、教学仪器及用具不足等。

3. 注意事项

（1）教学者先进行示范，并讲解该项操作的步骤及要点。示范时，动作不要太快，应将动作分解，且让所有参加者能清楚地看到；在示范的同时，配合口头说明。

（2）示范的内容较复杂时，可事先利用视听教具，如录像带、视频等说明此项操作的步骤及原理，然后再示范。

（3）安排时间让参与者练习，示范者在旁边指导，纠正错误时，切忌使用责备的口气，应分析其存在的困难，说明错误的地方，给予鼓励和耐心的指导。

（4）结束时，让学习者回示，以了解和评价学习者是否获得此项技巧。

（六）个别会谈法

1. 定义 个别会谈法是指健康教育工作者根据自己知识经验，通过口头交谈的方式，引导学习者通过比较、分析、判断等思维活动获取知识的方法。

2. 特点与适用范围 常用于家庭访视、卫生所的诊治前后，是一种简单易行的健康教育方法。会谈时应该注意与学习者建立良好的关系，及时了解其存在的困难及问题，以便实施正确的健康教育。

3. 注意事项

（1）会谈前充分准备：会谈前对学习者的基本背景资料应有一定的了解，如：姓名、年龄、教育程度、职业、家庭状态等。

（2）会谈时运用技巧：会谈应从最熟悉的人或事物谈起，注意沟通技巧的运用，使学习者产生信任感；会谈内容要熟悉，会谈过程中及时观察、了解学习者对教育内容的反应，鼓励学习者积极参与交谈，并尊重对方的想法和判断；会谈时防止谈话内容偏离主题，一次教育内容不可过多，以防学习者产生疲劳。

（3）选择合适的会谈环境：会谈的环境应安静、舒适，利于交谈。

（4）会谈结束：应总结本次的教育内容，并了解学习者是否确实了解教育内容，如有必要，预约下次会谈时间。

（七）视听材料应用法

1.定义　视听材料应用法是利用图表、模型、标本或录像、电视、电影等视听材料向人们讲解健康知识与技能的教学方法。

2.特点与适用范围　教学方法直观、生动、形象、趣味性强，使学习者的视觉、听觉并用，能激发学习者的学习兴趣，教育效果好；适用于大多数对象，尤其适合阅读能力低下者。

3.注意事项

（1）应用图表、模型：图表、模型的展示应备有通俗易懂、简明扼要的文字说明帮助理解。展示可根据实际情况和条件选择合适的内容和地点，时间可长可短。

（2）应用图表：图表设计应生动醒目，有利于吸引观众的注意力，易于记忆。

（3）使用视听材料：选择安静、大小适宜的播放环境，保证光碟、录像带、音响和播放器的质量，教学内容安排在30分钟左右。

三、健康教育的程序

实施健康教育是一个连续不断的过程，包括评估教育需要、设立教育目标、制定教育计划、实施教育计划和评价教育效果五个步骤。

（一）评估教育需要

健康教育的第一步是评估教育需要，它是指收集有关资料和信息，包括学习者的学习需求、学习能力、经济文化背景、心理状态、学习资源和教育者的相关资料等，加以整理和分析。

1.评估学习者的需要及能力　在健康教育前，应了解学习者的基本情况，如：年龄、性别、教育程度，对健康教育的需求及兴趣，学习者健康知识及健康技能的缺乏程度，根据不同的学习需要及特点安排健康教育活动。

2.评估教育资源　教育资源包括：教学环境、教学资料（如教材、课件、小册子）、教学设备（电脑、投影仪）等，应根据受教育者参与人员、人数、所需时间等要求，针对所具备的教学资源，选择合适的教育方法和内容。

3. 评估教育者 在对学习者进行健康教育前，教育者应对自己从事健康教育的知识、水平、能力和准备情况做出评估，以指导自己做好充分准备。

（二）设立教育目标

教育目标既是健康教育预期达到的结果，又是实施教育计划的行为导向，也可作为评价教育效果的依据。教育者应该在正确评估的基础上，根据个体和群体的不同情况、学习动机及愿望、学习条件等制定一系列的行为目标。

1. 目标的设立应该具体、明确 目标应表明具体需要改变的行为，以及要达到目标的程度及预期时间等。如：实现戒烟的目标，可以明确到每周减少几支烟。

2. 目标应以学习者为中心 制定目标应充分发挥学习者的参与性，尊重学习者的意愿，共同讨论达成共识，以激励和调动学习者的主观能动性，取得较好的效果。

（三）制定教育计划

教育计划既是组织健康教育活动的依据，又是实现健康教育目标的保证。教育计划的内容包括：确定教学内容、选择教学方法、确定健康教育的时间和场所。

1. 明确实施计划的前提条件 制定计划时应根据目标，列出实现计划所需的各种资源、可能出现的问题，找出相应的解决办法，并确定完成的日期。

2. 合理利用教学环境及教学资源 根据人力、物力及其他资源的情况，合理安排教育的先后次序及教育方法，以期获得最佳的效果。

3. 计划应详尽、具体、书面化 整个健康教育计划要有具体、详细的安排，如：参加人员、教育地点及教育环境、内容、时间、方法、进度等都应有详细的书面计划。

（四）实施教育计划

实施教育计划是关键步骤，它是教育实践的主体。护理人员应根据教育计划实施健康教育活动。实施过程中，要注意灵活运用，教育者应因人、因时、因地制宜地实施教育计划，才能达到理想的健康教育效果。

1. 选择适宜的时间 每个人能达到最佳学习效果的时间不同，有人在清晨，有人在下午，教育者应了解学习者的最佳学习时间，提高学习效果。

2. 选择适当的教具 准备好所选教具及辅导材料，以增强教学的直观性与趣味性，提高学习者的学习兴趣。

3. 热情和蔼，以诚相待 与学习者谈话的态度应客观公正，不能主观、偏见；要帮助、指导，不能批评、训诫；避免不成熟的建议或承诺；与学习者沟通时要注意"换位思考"，认真倾听，注意观察其情绪，谈话时语气要婉转中肯，态度要热情和蔼，表达要通俗易懂。

（五）评价教育效果

评价教育效果是将健康教育结果与预期学习目标进行比较的过程。评价虽然是教学过程的最后阶段，但它贯穿于教学的整个过程。评价的方法包括观察法、面谈和询问、提问法、问卷法、检查考核法、记录法等。评价的内容包括影响健康教育的所有因素，如教学方法是否适合学习者、教学时间安排是否合理、学习者能否跟上教学进度等。对于部分达到或根本未达到的目标，护士应根据评价结果分析原因，决定健康教育计划是停止、继续或修改。

复习思考

1. 何为健康教育？其与健康促进和卫生宣传有何不同？

2. 健康教育应遵循哪些原则？健康教育基本程序有哪几个步骤？

3. 常用健康教育的方法有哪几种？它们各自有什么优缺点？

扫一扫，知答案

扫一扫，看课件

模 块 七

护理职业道德与伦理

【学习目标】

掌握职业道德和护理伦理的概念、护理道德和护理伦理的原则。

熟悉护理道德的规范与范畴、护理道德修养、护理伦理学研究的对象。

了解常见的护理伦理问题。

案例导入

患儿，女，13 岁，意识清楚，因意外交通事故需行截肢术，手术前其父母要求医护人员勿让患儿知道实情。当责任护士为患儿做术前准备时，患儿主动问护士自己将要做什么手术。

思考：如果你是患儿的责任护士，你将怎么做？依据什么护理伦理原则？

随着社会的发展和人们健康意识的增强，人们对护理的要求也越来越高，这就需要护理人员不仅具有精湛的护理技术，还需具备高尚的护理职业道德。因此，学习和掌握护理职业道德和护理伦理学的相关知识，有助于培养护理人员的道德品质，提高职业道德修养，协调护理人际关系，提高护理质量，为护理实践中的伦理道德问题的解决提供指导。

项目一　护理职业道德

道德是在长期社会实践中形成的一系列调整人们行为准则和规范的体系，护理道德是在护理实践中产生的一种职业道德。护理人员的职业道德水平直接关系到护患关系的和谐程度和护理质量的高低。

一、职业道德的概念

职业道德是指从事一定职业的人们在特定的职业活动中应遵守的行为准则和规范。职业道德属于道德的一个组成部分，是一般社会道德在职业领域中的体现。职业道德包含八个要素，即职业理想、职业态度、职业责任、职业良心、职业技能、职业荣誉、职业纪律和职业作风。护理职业道德是指护士在执业过程中应遵循的，用以调节护士与患者之间、护士与其他医务人员以及社会之间关系的行为原则和道德规范的总和。

知 识 链 接

道德的起源

道德一词来源于拉丁语中的"mores"一词，意为"习俗、惯例"。关于道德的起源，伦理学派有各种不同的说法。"神启论"者认为，道德是由神的意旨决定的，是上帝向人类颁布的戒律。"天赋论"者认为，道德是人们与生俱来的"良知"和"理性"。"动物本能论"者认为，道德是动物的某种合群性本能的直接延续和复杂化的结果。马克思主义伦理学认为，道德是人类在社会生活实践中形成的一种社会现象，是一个历史范畴。

二、护理道德的基本原则、规范与范畴

（一）护理道德的基本原则

护理道德的基本原则是在护理实践活动中调整护理人员与患者、护理人员与其他医务人员、护理人员与社会之间相互关系的根本准则和出发点。我国护理道德基本原则的内容包括以下几点。

1. 救死扶伤、防病治病　这既是护理工作的根本任务，也是护理人员应尽的职责和义务，是医务人员实现"全心全意为人民健康服务"宗旨的具体途径和手段。作为护理人员，必须以救死扶伤为天职，爱岗敬业，始终把患者的生命和健康放在第一位。随着医学模式的转变，护理工作发展为以人的健康为中心，这就要求护理人员走向家庭、社区和社会，帮助人们预防疾病，达到防病治病、提高人类健康水平的目的。

2. 实行社会主义人道主义　人道主义强调以人为本，社会主义人道主义在新的历史时期被注入了新的内涵，体现了在社会主义制度下对人的生命价值的尊重，对提高生命质量的重视，是护理道德继承性和时代性的统一。实行社会主义人道主义要求护理人员在工作

中做到尊重患者的人格和权利，尊重患者的生命和价值，平等对待每一位患者，谴责和反对各种形式的不人道行为。

3. 全心全意为人民健康服务　这是护理道德的实质与核心，是社会主义护理道德区分于一切传统护理道德的本质特征，也是护理工作的出发点和归宿。护理人员要真正做到全心全意为人民的健康服务，首先需要把患者、集体和社会的利益放在首位，竭尽全力做好本职工作。同时，还需要为患者提供全方位的服务，从生物、心理、社会多方面考虑患者的需要。

（二）护理道德规范

护理道德规范是在护理道德原则指导下协调护理关系（包括护士的人际关系及护士与社会的关系）的行为准则和具体要求，是社会对护理人员的基本要求，也是培养护理人员道德品质的具体标准。护理道德规范包括以下七方面的内容。

1. 救死扶伤，忠于职守　这是护理人员正确对待护理事业的基本准则，是医疗卫生事业和人民健康利益的根本要求。它要求护理人员正确认识护理职业的人道性、神圣性、要求的高标准化，培养职业责任和敬业精神，以从事护理工作、献身护理事业为荣，奉行救死扶伤的人道主义精神。

2. 尊重患者，一视同仁　尊重患者，表现在尊重患者的人格、权利和生命价值。护理人员应同情关心患者，积极维护患者的利益，尽力满足患者的需要。一视同仁是指医务人员平等地对待每一位患者，这也是对患者权利和尊严的尊重。在护理工作中，无论患者职位高低、权力大小、财富多少等都应平等相待，做到态度上同样热情，人格上同样尊重，工作上同样负责，利益上同样维护。

3. 刻苦钻研，精益求精　现代医学的发展使护理工作的内容和范围不断扩大，这些变化对护理人员的知识、技术和能力提出了越来越高的要求。因此，护理人员必须不断钻研，努力学会新知识，掌握新技术，更好地适应护理学科的发展需求，为患者提供优质的护理服务。

4. 诚实守信，保守秘密　作为一名护理人员，只有忠于患者和护理事业，对人诚、做实事、守信用，才能成为一名真正的白衣天使。保守秘密包括两个方面的内容，一是保守患者的秘密，主要是患者不愿公开透漏的信息，包括病因、一些特殊疾病的诊断等；二是对患者保守秘密，包括一些暂不宜告知的不良诊断、进展、预后及同事在给患者治疗护理过程中出现的一些问题等。

5. 举止端庄，文明礼貌　得体的专业言行不仅是护理人员自身良好素质和修养境界的体现，也是赢得患者信赖和合作的前提。护理人员的一举一动和一言一行都直接影响到护患关系，影响着护理质量。因此，在护理工作中，护理人员的语言应该是准确、文明、亲切、富于感染力的；护理人员的举止应端庄稳重，给患者以信赖感和安全感。

6. 廉洁奉公，遵纪守法　治病救人是医护工作者的天职，护理人员在任何时候都要正直廉洁，不图私利，决不能以工作为谋私利的手段，更不能趁患者之危和求诊治病心切的心理，要挟和勒索患者。在当今市场经济的大潮中，护理人员务必保持清醒的头脑，遵规守纪，严于律己，维护患者利益。

7. 互尊互学，团结协作　患者在治疗、康复和预防过程中，需要护理人员与多部门和其他医护人员之间进行密切协作。这就要求护理人员在工作中一切从患者的利益出发，树立整体观念，顾全大局，互相尊重，互相信任，团结协作，为患者提供优质的医疗护理服务。

（三）护理道德的范畴

护理道德范畴是指在护理实践中护患之间、护士之间、护士与其他医务人员以及护士与社会之间最本质、最重要、最普遍的道德关系的概括和反映，主要包括权利与义务、情感与理智、良心与功利、胆识与审慎。

1. 权利与义务　权利是指公民依法应享有的权力和利益。护理道德范畴中的权利包括两方面的内容，一是患者所享有的权利；二是护士在护患关系中所享有的权利。义务是指在一定道德意识支配下，人们对他人、集体和社会所自觉承担的责任。

（1）患者的权利与义务：患者的权利是指患者在患病就医期间所拥有的而且能够行使的权利和应享受的利益。患者的权利主要包括：平等享有医疗护理的权利，知情同意权，个人隐私和个人尊严受到保护的权利，监督自己医疗护理权利实现的权利，免除一定社会责任和义务的权利等。患者的义务是指患者在享受自己权利的同时，也要遵守就医中的道德准则。患者的义务主要包括：保持和恢复健康的义务，自觉遵守医院规章制度的义务，尊重医务人员和其他患者的义务，主动配合治疗护理的义务，按规定交纳医疗费用的义务，支持医学科研的义务等。

（2）护士的权利与义务：护士职业的权利是指法律和道德赋予护士角色的权利。根据《护士条例》的规定，护士享有的主要权利包括：对患者的护理权，对特殊患者的隔离权，对特殊患者的干涉权，维护个人正当利益的权利等。护理道德义务是指护士对患者、集体和社会所承担的道德责任，也是患者、集体和社会对护理人员在护理活动中行为的基本要求。护士的义务主要包括：为患者尽职尽责的义务，遵守法律法规、规章和诊疗技术规范的义务，保护患者隐私的义务，参与公共卫生和疾病预防控制工作的义务等。

2. 情感与理智　情感是人们内心世界的自然流露，是对客观事物和周围环境的一种感受反映和态度体验。护理道德情感是护理人员在护理活动中对个人行为或他人行为进行评价时所产生的情感体验，包括同情感、责任感和事业感等内容。理智是指一个人辨别是非、利害关系以及控制自己的能力。护士的理智包括较低层次的认知素质和自制能力，以及较高层次的决断能力和智慧素质。理智要求把医学道德情感建立在医学科学的坚实基础上，防范自我情感失去控制，以道德理性全面整合自我情感世界，同时要求正确认识和对待对方的情感。护理人员要与患者建立治疗性人际关系，不以无益的情感迎合患者或应付、迁就和讨好患者，而要坚持治疗原则，既要同情关心患者，又要考虑到整个社会的利益。

3. 良心与功利   良心是指人们对他人、集体和社会履行义务的道德责任感和自我评价能力，是个人意识中各种道德心理因素的有机结合。护理道德良心是指护理人员在履行对患者、对集体和对社会义务的过程中，对自己行为应负道德责任的自觉认识和自我评价能力。护理道德良心的内容包括忠实于患者、忠实于护理事业和忠实于社会。功利是指人的活动产生的功效和利益。护理道德中的功利是指护士在履行护理道德义务，坚持患者利益第一的前提下，得到的社会和集体利益以及个人的正当利益。护理人员应树立正确的功利观，包括：维护患者的健康和社会利益是护士最大的功利；坚持患者利益第一的前提下，维护护士个人的正当利益；坚持个人功利和集体功利的统一。

4. 胆识与审慎   胆识是指医护人员在患者面临风险时敢于承担风险和善于化解风险的勇气和能力。医护人员的胆识是建立在关心患者和尊重科学的基础之上的。审慎即周密而谨慎。护理道德的审慎是指护理人员在医疗护理行为前的周密思考与行为过程中的小心谨慎，是一种道德作风，包括语言和行为两个方面。审慎是护理人员各品质中最重要的，是避免医疗事故，提高医疗护理质量的根本。

三、护理道德修养

（一）护理道德修养的含义

护理道德修养是指护理人员在护理道德方面所进行的自我教育、自我锻炼和自我陶冶的过程，以及由此所取得与达到的护理道德水平及境界。护理道德修养的实质是指护理人员把护理伦理原则和规范转化为内心信念的过程。护理道德修养有两层含义，一是修养的行为过程，二是过程后达到的境界。护理道德修养的内容主要包括护理道德理论的修养、护理道德意识的修养和道德行为的修养等。

（二）护理道德修养的作用

1. 有利于提升护理人员的综合素质   护理人员在工作实践中，自觉地根据护理道德原则和规范对自己的行为进行反省和改造，有利于形成良好的道德修养，提升自己的综合素质。

2. 有利于提高护理质量   护理人员只有具备了良好的道德修养，才能够做到以患者为中心，充分地运用现有的专业知识与操作技术，全心全意为患者的健康服务。加强护理道德修养可以有效地提高护理人员的职业道德素质，自觉地履行护理道德义务，促进医疗护理质量不断提高。

3. 有利于形成良好的护理道德作风 如果每一位护士都能自觉履行道德修养，养成良好的护理道德品质，那么在整个护理领域，就会形成优良的护理道德作风。

4. 有利于社会主义精神文明建设 护理职业是社会的一个窗口行业，护理人员是社会主义道德风尚的传播者。加强护理人员的道德修养，提高其道德水平和思想境界，有利于影响和教育患者及其家属，感染教育其他医护人员，促进整个社会的精神文明建设。

（三）护理道德修养的方法

1. 加强学习 加强学习是养成良好护理道德品质的前提。为了提高护理道德修养，护理人员应自觉、主动地学习各方面的知识。

2. 注重实践 护理实践是形成和完善护理道德品质的途径。护理道德理论、原则和规范转化为护理道德行为需要护理实践来实现，护理人员的护理道德水准高低需要护理实践检验，护理道德规范需要实践不断调整。

3. 自我反省 护理道德修养的提高是一个自我反思、自我教育和自我改造的过程。护理人员要经常对照护理道德原则和规范的要求进行自我思考，反省自己的行为，及时调整纠正错误行为。

4. 持之以恒 高尚护理道德品质的形成是一个长期的、渐进的、不断提高的过程。在护理实践中经常会遇到各种困难和挫折，这就要求护理人员要有坚定的意志和克服困难的毅力。要形成良好的护理道德品质，需要护士坚持不懈、持之以恒地提升护理道德修养。

5. 力行"慎独" "慎独"是护理道德修养的最高标准和目标，是指护理人员在单独工作、无人监督的情况下，仍能坚持医德信念，忠于职守，按照护理道德原则和规范的要求行事。

项目二　护理伦理

一、护理伦理的概念

伦理是道德现象的系统化和理论化，是调节人与人之间关系的道理和规则。护理伦理是研究护理道德的科学，是运用一般伦理学原理去解决护理科学发展中，特别是护理实践中护理人员之间、护理人员与患者之间、护理人员与其他医务人员以及护理人员与社会之间相互关系的道德意识、规范和行为的科学。

二、护理伦理学研究的对象

1. 护理人员与服务对象之间的关系 护理人员与服务对象之间的关系是首要和核心的内容。它是一种服务与被服务的关系，这种关系是否和谐、协调，直接关系到服务对象的生命与健康，关系到护理质量的高低。

2. 护理人员与其他医务人员的关系 包括护理人员、医生、医技人员、医院行政管理和后勤人员之间的关系。在护理活动中，护理人员与其他医务人员彼此是否相互尊重、支持和密切协作，直接影响护理工作的开展，直接关系到集体力量的发挥和医护质量的提高。

3. 护理人员与社会之间的关系 护理活动是在一定的社会关系下进行的，与社会有着千丝万缕的联系。在护理实践中，护理人员不仅要考虑某个患者局部的利益，还要顾及对他人、对社会和后代的责任。

4. 护理人员与护理科学、医学科学的关系 现代科学技术的发展及其在临床的应用，给护理实践带来了许多新的伦理问题，如安乐死、人类辅助生殖技术、器官移植等，这些问题处理得是否恰当，直接关系到医学科学能否进一步发展。

三、护理伦理原则

护理伦理的具体原则主要包括自主原则、公正原则、不伤害原则和行善原则，是护理人员进行护理行为选择的重要理论依据。

1. 自主原则 又称尊重原则，是指尊重患者自己做决定的原则。具体地说，是指医护人员在为患者提供医疗照护活动之前，事先向患者说明医护活动的目的、益处以及可能的结果，然后征求患者的意见，由患者自己决定。自主原则承认患者的主体地位和权利，认为对患者实施的一切措施都应由患者自己做出决定。同时，患者的自主权并不是绝对的，它以不违背法律法规、政策、社会公共利益和社会公共道德为前提。在必要时，护理人员应行使责任和护理自主权，拒绝患者的非理性选择。

2. 公正原则 公正是公平、正义的意思。护理伦理上的公正原则，是指在护理服务中公平、正直地对待每一位患者。公正原则包括人际交往公正和资源分配公正。一方面，在护理服务过程中，护理人员应公正、平等地对待每一位患者；另一方面，在卫生资源分配过程中，护理人员应让患者享有医疗保健的平等权利，做到以公平优先，兼顾效率，优化配置和利用医疗卫生资源。

3. 不伤害原则 护理上的不伤害是指在护理实践中不给患者带来本来可以避免的身体、心理或精神上的痛苦、损伤、疾病甚至死亡。不伤害原则所指的伤害，既指身体上的伤害，也包括心理和精神上的伤害；既指临床护理实施过程中的伤害，也包括护理人员与患者在诊疗前后其他过程中的伤害；既指给患者本人带来的伤害，也包括给其家属、相关的社会群体带来的伤害等。

4. 行善原则 又称有利原则，是指护理人员对患者实行善良和有利的行为，把有利于患者健康放在第一位，并切实为患者谋利益。行善原则包括不应施加伤害、应预防遭受伤害、应去除伤害、应做或促进善事四个方面。患者的利益既包括以生命和健康为核心的医学利益，也包括医疗费用等经济利益，还包括心理学、社会学需求的精神利益。护理人员应树立全面的利益观，真诚关心患者，权衡利害大小，努力预防或减少对患者的伤害，积极去做对患者有益的事，并使患者受益的同时不伤害他人和社会的利益。

四、常见的护理伦理问题

（一）安乐死

安乐死原意指"无痛苦的死亡"。是指对那些患有不治之症，死亡已经逼近而且非常痛苦的患者，使用药物或其他方式以实现尽可能无痛苦状态下结束生命愿望的一种临终处置方式。安乐死分为主动安乐死与被动安乐死。主动安乐死是指医务人员为解决濒死患者的极端痛苦，运用药物或其他积极主动的措施加速患者的死亡，让其安宁、舒适地死去。被动安乐死是指对处于极端痛苦的濒死患者，医务人员通过终止维持其生命的救治措施，任其自然死亡。安乐死一直是伦理学家、医学家争论的难题。主动安乐死则是争议的焦点，国外对安乐死支持者越来越多，但在中国实施安乐死仍面临许多难题，如封建礼教的影响，无相应立法及安乐死在道德是非上仍有模糊性等。

（二）器官移植

器官移植是指通过外科手段，将他人具有活力的器官移植给患者以代替其病损器官的手术。器官移植使本来难以恢复健康的人得以康复，使原本患不治之症的患者有了生存的希望，但也使得人们不得不面对一些新的伦理问题。一方面是器官来源的伦理问题。器官移植的供体主要有活体供体、尸体供体、异体器官和人造器官等四种。活体供体的一个最基本的伦理学原则是不能危及供体生命，对其未来生活不致造成大的影响。尸体器官采集遇到的首要问题是公众思想观念和文化习俗。受传统观念的影响，大多数人不愿意捐献器官。对于利用死刑犯器官也存在争议，有学者认为在这种漠视死刑犯基本权利的道德价值观下，在执行罪犯死刑和摘取器官的过程中更易侵犯死刑犯的生命权和知情同意权。另一方面是接受者的伦理问题。伦理学家认为对器官分配要按照医学标准和社会学标准两个主要方面来考虑。医学标准主要考虑医学水平能否完成移植手术，对接受者的安全性、适应证和禁忌证等。社会学标准，注重受体年龄、社会价值及个人经济承受能力等社会因素，尽量使器官得到最佳利用。

（三）人体实验

人体实验是指以人体为实验对象，用人为的方法，有控制地对接受试验者进行观察和研究的行为过程。人体实验是在基础理论研究和动物实验后、临床运用前的中间研究环节。这种实验的对象不仅包括患者，也包括健康的受试者。人体实验由于接受试验者是人而不是物，因而不可避免地受到了伦理原则的制约，并且这种制约有时要影响到人体实验

113

的顺利进行，从而延缓了医学的发展。

（四）人类辅助生殖技术

人类辅助生殖技术是指运用医学技术和方法对配子、合子、胚胎进行人工操作，以达到受孕目的的技术。目前最基本的人类辅助生殖技术包括人工体内受精、体外受精－胚胎移植及其衍生技术与生殖性克隆三类。人类辅助生殖技术让许多不孕不育者及遗传病患者获得了健康的孩子，促进了家庭幸福，促进了社会安定。但由于辅助技术改变了人类的自然生育方式，导致了生殖过程与性爱、婚姻、家庭这些传统的伦理道德因素的分离，不可避免地对人类原有的社会伦理观念产生了巨大的冲击。

复习思考

1. 简述护理伦理原则。

2. 护理人员应该尊重患者的哪些权利？

3. 作为一名护生，如何提高自身的护理道德修养？

扫一扫，知答案

模 块 八

多元文化与护理

扫一扫，看课件

【学习目标】

掌握文化休克的原因及预防措施、护士在满足服务对象文化需要中的作用。

熟悉文化休克的过程、文化背景对健康的影响因素。

了解文化、文化模式、文化休克的定义。

案例导入

小覃在医院心内科工作半年了，昨天休息，今天上班和护士长去巡视病房，看到有六七个人在病房里做祈祷。因为病房里还有其他病人，小覃担心影响其他病人，她刚要说话，护士长制止了她。

思考：护士长为什么要制止小覃呢？

在全球化进程中，跨地区、跨国界的人际接触和文化交流日益频繁，多元文化的社会体系日趋形成。以"人的健康"为中心的护理模式要求护士在临床护理工作中应综合考虑生理、心理、社会、精神和文化等各方面因素对健康和疾病的影响，准确理解服务对象的各种行为，明确并满足不同文化背景服务对象的需要，为服务对象提供适合其文化背景的护理。

项目一 文化概述

文化是一定历史、地域、经济、社会和政治的反映。人类社会生活的各个方面都可以归结为各种文化现象，包括社会化、社会群体、社会互动、社会制度、社会变迁等。文化联系着社会生活和社会运行两个方面。

一、基本概念

（一）文化

文化的定义有广义和侠义之分。广义的文化是指人类创造的一切物质产品和精神产品的总和；侠义的文化专指语言、文学、艺术及一切意识形态在内的精神产品。目前比较认可的文化的定义是：文化是在某一特定群体或社会生活中形成的，并为其成员所共有的生存方式的总和，包括价值观、语言、知识、信仰、艺术、法律、风俗习惯、风尚、生活态度及行为准则，以及相应的物质表现形式。

文化是一种社会现象，是人们长期创造形成的产物，同时又是一种历史现象，是社会历史的积淀物。确切地说，文化是指人类在社会历史进程中所创造的物质文明和精神文明的总和。

（二）文化现象

文化现象就是普遍存在的一种精神思想表现，包含三个方面：人们活动的物质财富、精神产品和活动方式本身，又称为物质文化、精神文化和方式文化。物质文化主要是指与人类生活和生产活动相关的文化要素，凡是人类创造的用于满足人类生活与生产的物质需求的都为物质文化。生活上物质需求包括"衣、食、住、行"四个方面，而生产需求包括"生产资料和产品以及技术"等。不管有没有物质形态，只要人类创造文化的目的是为了满足精神需求的文化都是精神文化。方式文化包括生存方式、生活方式、生产方式、组织方式、思维方式、行为方式、社会遗传方式等七个方面，是文化现象最核心的内容。

（三）主流文化与亚文化

1. 主流文化　主流文化是统治阶层和主流社会所倡导的文化，代表了社会发展的主要方向。

2. 亚文化　指与主流文化相对应的那些非主流的、局部的文化现象。当社会某一群体形成既包括主流文化的某些特征，又包括一些其他群体所不具备的文化要素的生活方式时，这种群体文化被称为亚文化。

二、文化休克概述

不同文化背景的人会形成不同的思维方式、行为方式、观念定势以及价值标准定势。当一个人从熟悉而固定的文化环境到另一个陌生的文化环境时，常会产生由于态度、信仰差异而出现的危机与陌生感，这种现象被称为文化休克。

（一）文化休克的概念

文化休克（culture shock），又称为文化震撼、文化震惊，1958年由美国人类学家奥博格（Kalvero Oberg）提出，是指生活在某一种文化环境中的人初次进入另一种不熟悉的文化环境，因失去自己熟悉的社会交流的符号与手段所产生的思想混乱与心理上的精神紧张综合征。例如长期生长在北方的人，初次来到陌生的南方，由于不同的风俗习惯和生活方式，常会在一段时间内出现迷失、疑惑、排斥等文化休克现象。

（二）文化休克的原因

引起文化休克的主要原因是突然从一个熟悉的环境转换到另一个陌生的环境，从而在以下几个方面产生问题。

1. 风俗习惯　不同文化背景的人有不同的风俗习惯，一旦文化环境发生改变，人们就必须去适应新环境中的风俗习惯、风土人情。新环境中的饮食、服饰、居住、消费等生活方式以及生活习惯可能与自身原有的文化环境不同，使身处异乡的人难以适应，但又必须去了解和接受。

2. 态度和信仰　态度是人们在一定的社会文化背景中，与他人长期相互作用而逐渐形成的对事物的评价和倾向。信仰是对某种主张或主义的极度信任，并以此作为自己行动的指南，主要表现在宗教信仰上。受自身环境文化模式影响，每个文化群体之间的态度、信仰、价值观及人的行为均不同。当一个人的文化环境突然改变，其长时期形成的母文化价值观与异域文化中的一些价值观产生冲突，就会造成其行为的无所适从，产生文化休克。

3. 沟通交流　沟通的内容通常会受文化背景或某种情景的影响。不同文化背景下，同样的内容可能会有不同的含义，脱离了文化背景来理解沟通的内容往往会产生误解。

（1）语言沟通：文化背景、文化观念的差异，如语种不同或应用方言土语等可能会导致语言不通。即使使用同一种语言，语言表达的各种形式受文化背景的影响也会产生不同含义。如我国有 56 个民族，各民族均有自己的语言及沟通交流的方式，当一个人从熟悉的环境到陌生的环境时，就会遇到语言沟通交流的问题。

（2）非语言性沟通：非语言性沟通的形式有多种，如身体语言、空间效应、反应时间、类语音、环境等。不同文化背景下的非语言沟通模式不完全相同，所代表的信息含义也不同。例如，印度人交谈中赞同对方的意见时摇头，不赞同时点头；泰国人朋友相遇时双掌合十以致敬意，双掌举得越高，表示尊敬的程度越深。如果没有掌握非语言沟通的方式及含义，可能会发生文化休克。

4. 活动差异　每一个人都有自己规律的日常生活。当一个人的文化环境改变时，其日常生活习惯也会发生变化，如新环境中的住宿、交通工具、作息制度、工作环境等，这就需要人们花费时间和精力去适应新环境的文化模式。在这种适应过程中，人们往往会产生挫折感，从而造成克服日常生活习惯的改变而引起文化休克。

5. 孤独　在异域文化中，一个人丧失了自己在原本文化环境中原有的社会角色，同时对新环境感到生疏，与亲人朋友分离或者语言不通，孤独感便会油然而生，感到孤单、无助，导致情绪不稳定，产生焦虑、对新环境的恐惧等情绪，出现文化休克。

（三）文化休克的过程

文化休克一般分为四个阶段：蜜月阶段、沮丧阶段、恢复调整阶段和适应阶段。

1. 蜜月阶段　是指个体初到一个新的环境，由于被新鲜事物吸引，表现出心理上兴奋，情绪上亢奋和高涨，处于乐观、兴奋的"蜜月"阶段。此阶段一般持续几个星期到半年的时间。

2. 沮丧阶段　"蜜月"阶段过后，由于生活方式、生活习惯等方面与原有文化的差异，出现了价值观的矛盾和冲突，在适应新文化环境过程中兴奋逐渐被失望、失落、烦恼和焦虑情绪所代替，继而感到迷惑和挫折，进入沮丧阶段。此阶段一般维持几个星期到数月。此阶段是文化休克综合征中最严重的、最难度过的时期。

3. 恢复调整阶段　在经历了一段时间的沮丧和迷惑之后，个体开始学习新环境的文化模式，寻找应对新文化环境的方式，重塑自我，逐渐适应异域文化，进入恢复调整阶段。在此阶段，个体通过与当地人的频繁接触，如参加日常活动、庆祝活动等，熟悉本地人的语言，逐渐了解、熟悉本地人的文化，并与本地人建立友谊，其心理上的混乱、沮丧、孤独、失落感逐渐减少，对发生的文化冲突不再认为是对自己的伤害，慢慢地解决了文化冲突问题。

4. 适应阶段　一般来说，能过渡到恢复调整阶段的人都能进入适应阶段。在这阶段，个体已经"入乡随俗"，焦虑消失了，心理上基本适应了新的文化环境，适应了当地的风俗习惯，能融入新环境。

（四）文化休克的表现

随着所处文化休克的阶段不同，个体文化休克的表现也各不相同。

1. 焦虑　焦虑是指个体处于一种模糊的不适感中，是自主神经系统对非特异的、未知的威胁的一种反应。

（1）生理表现：坐立不安、失眠、疲乏、声音发颤、手颤抖、出汗、面部紧张、瞳孔散大、眼神接触差、尿频、恶心、呕吐，特别是动作增加（如反复洗手、喝水、进食等），心率增加、呼吸频率增加、血压升高等。

（2）情感表现：自诉不安，缺乏自信，警惕性增强，忧虑，持续增加的无助感，悔恨，过度兴奋，易激动，爱发脾气，哭泣，自责，谴责他人，常关注过去而不关心现在和未来，害怕出现意料不到的后果等。

（3）认知表现：心神不定，注意力不集中，对周围环境缺乏关注，出现健忘或思维中断等。

2. 恐惧　恐惧是指个体处于一种被证实的、有明确来源的惧怕感中。文化休克时，恐惧的主要表现是躲避、注意力和控制力缺陷。个体自诉心神不安、恐慌，有哭泣、警惕、逃避等行为，出现冲动性行为和提问次数增加，疲乏，失眠，出汗，晕厥，夜间噩梦，尿频、尿急，腹泻，口腔或咽喉部干燥，面部发红或苍白，呼吸短而促，血压升高等。

3. 沮丧 沮丧是指因对陌生环境的不适应而产生的失望、悲伤等情绪。①生理表现：胃肠功能减退，出现食欲减退、体重下降、便秘等问题。②情感表现：忧愁、哭泣、退缩、偏见或敌对等。

4. 绝望 绝望是指个体认为没有选择或选择有限，万念俱灰，以致不能发挥其主观能动性。文化休克时绝望的主要表现是生理功能低下，表情淡漠，言语减少，感情冷漠，被动参加活动或拒绝参与活动，对以往的价值观失去评判能力。

（五）文化休克的预防

文化休克并不是一种疾病，而是一个学习的过程，一种复杂的人生体验，同时也是文化适应的过程。在此期间，个体可能产生不舒服甚至痛苦的感觉，采取积极的不同的方式影响个体，可以预防或减轻文化休克。

1. 提前熟悉新的文化环境 进入新环境前，通过各种途径了解、熟悉新环境的风俗习惯、价值取向、道德观念、地理环境、人文知识、办事程序等文化知识，可以比较容易地适应新环境，避免文化冲突时突然产生强烈的文化休克。

2. 针对新文化环境进行模拟训练 进入新环境之前，有的放矢地进行生活方式及生存技能模拟训练。

3. 主动接触新的文化模式 进入新环境之后，应主动去理解新的文化模式。在两种不同的文化发生冲突时，如果能够理解新环境中的文化现象的主体，就会较快接受这一文化模式。

4. 寻找有力的支持系统 个体在新环境要善于发掘和充分利用对自己有帮助的支持系统。正规的支持系统包括有关的政府组织和团体，非正式的支持系统包括亲属、朋友和宗教团体。

项目二　多元文化护理

多元文化护理是指护士按照不同护理对象的文化背景采取不同的护理方式，以满足护理对象生理、心理、精神及社会文化等方面的护理需要。护理职业的重点在于理解人类对于健康和疾病的反应，而文化在某种意义上是人类的第二本性，这将导致护理对于文化的密切关注。临床护理涉及的文化冲击常见于语言、宗教信仰、饮食习惯、伦理道德、价值观等问题。所以，护士首先应了解和熟悉患者的文化背景，分析文化差异对患者的影响，站在多元文化角度为患者提供护理，以减缓文化冲击，帮助患者适应文化环境。

一、护理的多元文化特征

（一）护理学科理论体系的多元文化特征

不同民族、不同文化背景产生不同的行为规范，导致不同的社会发展。多元文化即多民族文化，由于社会经济与科学技术的广泛发展，促进了国与国、地区与地区、民族与民族之间的文化交流，形成多元文化社会。护理学是一门以社会科学、自然科学等多领域的知识为理论基础的综合性应用科学，其理论涉及面广，具有多元文化的特征，而且呈动态变化，随着社会需求和医学模式的改变而变化。

（二）临床护理模式的多元文化特征

现代护理理论主要是以西方文化和医学理论为基础，目前我国医院广泛应用的护理程序、整体护理模式等均由国外引入。但中医学是我国几千年历史文化的灿烂瑰宝，孕育其中的中医护理虽没有形成独立的学科，却为我国护理学的产生与发展奠定了丰富的理论和技术基础。在临床护理中，不仅有西医护理，还有中医护理和中西医结合护理。如在中医院，中西医相结合的护理充分体现了护理模式的现代与传统、东方与西方的文化兼容性。

（三）护理工作职能的多元文化特征

现代医学模式和健康概念对护理工作提出了多层次的要求，使护理内容由原来单一的疾病护理转向全面的整体护理，护理工作不再局限于医院而走进社区、家庭。护理职能的范畴包括预防、保健、治疗和康复，赋予护士教育、管理、研究等多种任务及角色，甚至在死亡不可避免的条件下，提供高质量的临终关怀等，从而要求护士文化知识的全面性、多元性。

（四）护理对象的多元化文化特征

护理工作的对象来自不同国家和不同民族。他们的文化背景包括学历程度、个人经历、宗教信仰、生活习俗、价值观等方面的差异，导致其对健康和生命的认识不同、对死亡的理解不同、对悲伤的表现形式不同及对护理的需求不同。

二、多元文化对护理的影响

在护理工作中，由于患者来自不同的国家、不同的民族、不同的岗位，有着不同的宗教信仰，并且担任着不同的社会角色，对疾病的认识也不同，对医疗、护理的要求也不同。这些对护理工作的开展产生了一定的影响。

（一）语义理解差异

在不同的文化背景下，即便是相同的语言也可能内涵不同。文化的情境可以影响个体从他人说或写中的内容寻找不同的意义。中国、日本属于高情境文化国家，即人们在沟通中十分依赖非语言的线索和细微的情境线索，他们没说出的内容可能比说出的内容更为重要。而欧洲和北美国家则体现出了一种低情境文化，人们在沟通中主要依赖意义传递过程中使用的词汇。在护理过程中，护士应考虑患者的文化因素，准确地判断患者语言的真正含义，以便提供恰当的服务。

（二）非语言沟通的差异

身体语言是非语言沟通的重要手段之一。人们不仅可以通过文字语言进行沟通，还可以通过动态无声的目光、表情、手势语言等身体运动或静态无声的身体姿势、衣着打扮等非语言形式来传递或表达沟通信息。相同的表情、姿势，在不同的文化背景之下传递的信息可能不同，甚至可能截然相反。例如，"v"型手势在很多国家表示胜利的意思，而对于希腊人，这个手势则是对他人极大的不恭。针对这种身体语言差异可能造成的沟通障碍，护士一般可以使用重复确认的方法来避免理解差异的问题。

（三）环境及医院体制的差异

一些研究表明，外籍人员就诊时不愿选择中国医院的原因除语言因素外，还存在医疗体制的差异和医院环境造成的不便。由于体制及国情的差异，中外医院在就诊程序、医护人员的行医习惯及服务理念上均有不同。因此在护理工作中，护士应针对这些差异进行充分的解释，取得患者的理解和配合。要简化就诊程序、提高医疗服务质量、完善外籍人员的医疗保险体制，以满足外籍患者的需求。

（四）对医疗护理的要求差异

如欧美患者，护士要充分尊重他们的知情权和隐私权，告诉他们患了什么病、要做什么检查、可能出现的反应、疾病的过程及预后等，使他们对自己的疾病有所了解，配合我们医疗护理工作，促进疾病的早日康复。而对于中国患者，因要考虑患者的心理承受能力，所以通常将病情告诉家属。

（五）住院心态的差异

不同社会地位或经济基础的患者，对周围的关系持不同的心态。作为护士应对这些不同的患者情况有大致的了解，才能在护理工作中区别对待。

（六）宗教信仰及风俗习惯的差异

许多住院患者有宗教信仰及各自的民族风俗，作为护士不但要了解其所患疾病，还要了解他们的信仰、风俗习惯，要尊重他们，允许他们默经诵佛及做祈祷保佑平安。

三、护士在患者文化需求中的作用

在健康服务体系中，护士既是帮助患者减轻或克服文化休克的重要成员，也是帮助患者尽快适应医院文化环境的专业人员。随着护理理论体系的形成，护士的角色向复合角色发展，在多元文化护理中，护士的作用主要有以下几点。

（一）综合管理者

专业护士有责任管理及组织患者护理的全过程。在住院患者的护理过程中可采取多方面的护理措施，如饮食护理、心理护理、支持护理等综合方法，使患者尽快适应医院的文化环境。

（二）教育咨询者

患者在住院期间有获得有关疾病信息和知识的需求，护士应根据患者的文化背景（如接受能力、受教育程度等），有目的、有计划、有步骤地对患者进行健康教育。

（三）健康促进者

文化护理的目的之一是调动患者的主观能动性和潜在能力，配合患者的文化需求，调动患者参与意识，使患者积极配合治疗和护理，采取健康促进的良好行为，对疾病的治疗和预后充满信心。

（四）心理疏导者

当文化护理过程中出现文化休克时，护士应该对患者进行心理疏导，使其领悟、接受文化护理。

（五）整体协调者

实施文化护理时，不仅要考虑患者本人的情况，还要评估其家庭、社会背景，争取得到各方面的支持和帮助，注意协调护理过程中所涉及的各种人员之间的关系，帮助患者适应医院的文化环境，保证高质量的护理。

不同民族、不同文化背景会产生不同的行为规范，形成不同的社会形态。护理人员要注重患者的文化背景、工作性质、生活习惯、宗教信仰等文化因素，提供与其文化相适的护理服务。因此，护理工作应评估患者的个人文化背景，从多元文化的角度提供与其文化相适应的个性化护理服务。

复习思考

1.什么是文化休克？文化休克分为哪几个阶段？

2.如果一个患者来自与你不同的文化背景，你认为应该采取什么措施提供与文化相适应的护理？

扫一扫，知答案

扫一扫，看课件

护理与法律

【学习目标】

掌握医疗护理差错、医疗事故、医疗意外。

熟悉护理立法的意义、护理工作中的法律范围、护士与护生的法律责任、护理工作中法律纠纷的防范。

了解我国医疗卫生法的表现形式、护理医疗事故的认定、护理法的内容、护理工作中的法律范围。

案例导入

李某，女，34岁，因肺部感染入院，入院后护士遵医嘱给予患者静脉注射 0.9% 氯化钠注射液 20mL+ 菌必治 1g。护士在执行推药时，给患者及家属介绍说这是消炎药，当时患者及家属没有异议，但在执行注射过程中患者出现大汗淋漓，四肢湿冷，脸色苍白，口唇发绀，即予停止推注，立即通知医生，并配合医生进行一系列抢救措施，最终患者因过敏性休克经抢救无效死亡。

思考：此案件属于医疗事故吗？该护士应承担什么责任？

随着我国法制的健全、完善及人们维权意识的增强，护理工作中的法律问题已引起护理学术界和每位护理人员的高度重视。护理人员不仅要掌握专业知识，还应学习与护理工作有关的法律、法规，自觉用法律手段规范、调整各种护理活动和行为，不仅可进一步提高护理服务质量，减少法律问题及纠纷，也能更好地维护患者及护理工作者的权利，促进护理专业的发展。

项目一 概 述

法律（law）是由国家立法机关制定的行为规范准则，依靠国家强制力调整各种社会关系，其严肃性、公正性及强制性是其他规范手段都无法取代的。在社会生活中，个人或团体的行为必须与国家的法律、法规相一致，否则将受到法律的制裁。为确保护理行为合法化、规范化，避免医疗纠纷的发生，护士必须学法、懂法。

一、医疗卫生法规

（一）医疗卫生法的概念

医疗卫生法是由国家制定或认可，并由国家强制力保证实施的关于医疗卫生方面法律规范的总和。医疗卫生法通过规定人们在医疗卫生和医疗实践中的各种权利和义务，调整医疗法律关系和医疗卫生秩序，它反映了医疗卫生领域内人与人、人与自然之间的关系。

（二）医疗卫生法的特点

1. 以保护公民的健康权利为宗旨 医疗卫生法的主要作用是维护公民的身体健康，体现在保证公民享有国家规定的健康权和治疗权及惩治侵犯公民健康权利的违法行为。

2. 技术规范与法律相结合 从法律上规定了防治疾病、保护健康的规则，最大限度地保障了就医人员的权益。

3. 调节手段多样化 从可能侵害人体健康的多方面、多层次立法，并吸收、利用了其他部门的法律，增加了调节手段。

（三）医疗卫生法的表现形式

我国的医疗卫生法是由一系列法律、法令、条例、通令等规范性文件组成，主要有以下几种形式。

1. 宪法中有关医疗卫生方面的规定 宪法第 21、23、25、45 和 49 条中，都有医疗卫生方面的规定，这些规定是对医疗卫生工作的总体要求。

2. 医疗卫生法律和其他法律中的有关规定 医疗卫生法律和其他法律中的有关规定是由全国人民代表大会常务委员会制定和颁布的医疗卫生方面的单行法律。

3. 医疗卫生行政法规、法令、规则、条例 医疗卫生行政法规、法令、规则、条例由国务院、国家卫健委制定和颁布的，医疗卫生方面的法规、法令、规则、条例等都是医疗卫生法的渊源。

4. 地方医疗卫生法规 由地方各级权力机关、行政机关制定的本地区各种医疗卫生法规、条例等，是我国医疗卫生法渊源的补充。如《河南省实施献血法办法》《天津市医疗卫生机构医疗废物管理实施办法》《云南省农村医疗卫生条例》等。

5. 国际法中有关医疗卫生方面的公约条例 我国参加签署和承认的国际上有关的公约、法规。

（四）医疗卫生法的任务

1. 保障公民的身体健康 公民维护自身的生命安全和身体健康是我国宪法赋予的基本权利，也是法律重点保护对象。

2. 保障医务人员和其他业务人员的正常工作秩序和合法权益 国家基本法和卫生法明确规定，患者及其家属有义务尊重科学，尊重医务人员的权益，有责任维护国家医疗卫生管理秩序，不容许寻衅滋事，或侵害医务工作者的合法权益。对殴打医护人员、砸毁公物、扰乱医疗秩序等违法行为，法律将予以严正的制裁。

3. 促进经济和医疗卫生科技的发展 现代经济、科技的发展，促进了医疗科技的进步，如人类辅助生殖技术、人体器官移植技术的开展和基因组图谱和信息的使用，促使相应的卫生法律法规出台，如《人类辅助生殖技术管理办法》《人类精子库管理办法》《人体器官移植技术临床应用管理暂行规定》《临床基因扩增检验实验室管理暂行办法》等。同样，健全、完善的卫生法律法规，又可为经济和医疗卫生科技的发展提供法律依据和保障。

4. 维护国家主权，促进国际贸易交流 随着现代科技的发展，国际社会的政治、经济、文化交流日益频繁，跨国界的疾病传播、携毒、贩毒、违反国际贸易公约的交易都需要建立相应的法律体系，以约束和制裁相关事件和人员，起到维护国家主权和尊严的重要作用。

（五）医疗卫生违法行为及法律责任

医疗卫生违法行为指个人、组织所实施的违反医疗卫生法律、法规的行为，其侵犯了医疗卫生法律所保护的社会和个人的利益，从违反法律性质来看，可分为医疗卫生行政违法、医疗卫生民事违法和医疗卫生刑事违法行为。医疗卫生违法行为所承担的法律责任相应为行政责任、民事责任及刑事责任。

1. 行政责任 行政责任是指个人、组织实施违反医疗卫生法律法规的一般违法行为而承担的法律后果，分为医疗卫生行政处罚和医疗卫生行政处分。医疗卫生行政处罚指医疗卫生行政机关对违反卫生法律、法规、规章，对应受制裁的违法行为，做出的警告、罚款、没收违法所得、责令停产停业、吊销许可证以及卫生法律、行政法规规定的其他行政处罚；医疗卫生行政处分是医疗卫生行政机关对违反法律、法规的下属工作人员实施的纪律惩罚，包括警告、记过、记大过、降级、开除等。

2. 民事责任 民事责任指根据民法及医疗卫生专门法律规范的规定，个人或组织对实施侵害他人人身、财产权的民事不法行为应承担的法律后果。民事责任主要是弥补受害方当事人的损失，以财产责任为主。

3. 刑事责任 刑事责任指行为人实施了犯罪行为，严重侵犯医疗卫生管理秩序及公民的人身健康权而依法应当承担的法律后果。医疗卫生法上的犯罪主体多为特定主体，这种主体即包括由不法行为造成严重后果的个人，也包括由不法行为造成严重后果的单位或单位的直接责任人员。

二、医疗护理差错与医疗意外

（一）医疗护理差错

医疗护理差错是指在诊疗护理过程中，医护人员因责任心不强，粗心大意，不按规章制度办事或技术水平低下，致使工作中出现过失，但经过及时纠正未给患者造成严重后果或未造成任何后果的医疗纠纷。根据所造成的后果不同，医疗护理差错分为严重差错和一般差错。严重差错指医护人员的诊疗护理过失行为已给患者的身体健康造成了一定的损害，延长了治疗时间，增加了患者的经济负担；一般差错则指尚未对患者的身体健康造成损害，无任何不良反应。

（二）医疗事故

医疗事故是指医疗机构及其医务人员在医疗活动中，违反医疗卫生管理法律、行政法规、部门规章和诊疗护理规范、诊疗护理常规、过失造成患者人身损害的事故。为了正确处理医疗事故及规范医务人员的医疗和护理行为，我国相继颁布了以下法律法规：《医疗事故处理条例》《医疗事故技术鉴定暂行办法》《医疗事故分级标准（试行）》《医疗机构病历管理规定》《医院投诉管理办法（试行）》和《病历书写基本规范》（2010）。《医疗事故处理条例》规定，根据对患者人身造成的损害程度，医疗事故分为四级：

（1）一级医疗事故：造成患者死亡、重度残疾的。

（2）二级医疗事故：造成患者中度残疾、器官组织损伤导致严重功能障碍的。

（3）三级医疗事故：造成患者轻度残疾、器官组织损伤导致一般功能障碍的。

（4）四级医疗事故：造成患者明显人身损害的其他后果的。

（三）医疗意外

医疗意外是指在诊疗护理工作中，由于无法抗拒的原因，导致患者出现难以预料和防范的不良后果的情况。医疗意外包括两种情况：①在医疗活动中，由于患者病情异常或者患者体质特殊而发生医疗意外；②在现有医学科学技术条件下，发生无法预料或者不能防范的不良后果。

三、护理立法

护理法是由国家规定或认可的关于护理人员的资格、权利、责任和行为规范的法律法规，是以法律的形式对护理人员在教育培训和服务实践方面所涉及的问题予以限制。护理法中确立了护理的概念、独立性、教育制度、教学内容、教师的资格、护士的执业、考试及注册、行政处分原则等。护理法的各项内容具有法律的效力，对护理工作有约束、监督和指导的作用。每位护理人员都必须在护理法所规定的范围内发挥作用。

（一）护理立法简史

护理立法始于 20 世纪初，各国为了消除当时护理工作的混乱现象，保证医疗护理质量，保证护理向专业化方向发展，先后颁布了适合本国政治、经济、文化特点的护理法。

1903 年，美国的北卡罗莱、纽约、新泽西、维吉尼率先颁布了《护士执业法》。1919 年，英国颁布了《护理法》。随后，荷兰、意大利、美国、加拿大、波兰、日本等国也相继颁布了《护理法》或《护士法》。1947 年国际护士委员会出版了一系列有关护理立法的专著。1953 年世界卫生组织发表了第一份有关护理立法的研究报告。1968 年国际护士委员会特别成立了一个专家委员会，制定了护理立法史上划时代的文件——"系统制定护理法规的参考指导大纲"，为各国制定护理法必须涉及的内容提供了权威性的指导。

1982 年卫生部发布《医院工作制度》和《医院工作人员职责》，规定了护理工作制度和各级各类护士的职责。1988 年卫生部制定了《医务人员医德规范及实施办法》。为了加强护士管理，提高护理质量、保障医疗和护理安全，保护护士的合法权益，1993 年 3 月 26 日卫生部颁发了《中华人民共和国护士管理办法》（以下简称《护士管理办法》），自 1994 年 1 月 1 日起实施。《护士管理办法》主要确立了护士执业资格考试和护士执业许可制度。2008 年 1 月 31 日中华人民共和国国务院令第 517 号又公布了《护士条例》，自 2008 年 5 月 12 日起施行。2002 年 2 月 20 日国务院通过了《医疗事故处理条例》，自 2002 年 9 月 1 日起实施。2002 年 7 月 31 日卫生部颁发了《医疗事故技术鉴定暂行办法》《医疗事故分级标准（试行）》。2004 年 8 月 28 日第十届全国人民代表大会常务委员会第十一次会议修订的《中华人民共和国传染病防治法》于 2004 年 12 月 1 日起施行。

（二）护理立法的意义

1. 促进护理管理法制化　通过护理立法制定出一系列制度、标准、规范，将护理管理纳入到规范化、标准化、现代化、法制化的轨道，使一切护理活动及行为均以法律为准绳，做到有法可依、违法必究，可有效保证护理工作的安全性和护理质量的提高。

2. 促进护理学科发展　护理立法可有效促进护理专业向专业化、科学化方向发展，为护理专业人才的培养和护理活动的开展制定法制化的规范和标准。

3. 维护护士的权益　护理立法使护理人员的地位、作用和职责范围有明确的法律依据，当他们在从事护理工作，履行自己的法定职责时能够受到法律保护，增强了护士的安全感。

4. 维护服务对象的正当权益　护理法规定了护士的义务和责任，护士不得以任何借口拒绝护理或抢救患者。对不合格或违反护理准则的行为，服务对象有权依据法律条款追究当事人的法律责任，从而最大限度地保护了服务对象的合法权益。

（三）护理立法的基本原则

1. 宪法是护理立法的最高原则　宪法是国家的根本大法，护理法的制定必须在国家宪法的总则下进行，不能与国家已经颁布的其他任何法律、法规有抵触。

2. 显示法律特征的原则　护理法与其他法律一样，应具有强制性、稳定性和公正性的特征。制定的条款必须准确、精辟、科学而又通俗易懂。

3. 符合本国护理专业实际情况　护理法的制定既要借鉴和吸收发达国家护理立法的经验，又要从本国的文化背景、政治制度、经济水平出发，兼顾全国不同地区不同发展水平的护理教育和护理服务实际，确立切实可行的条款。

4. 反映科学的现代护理观　护理学已发展成为一门独立的学科，形成了一套较为完整的理论体系。护理法应能反映护理工作的专业性、技术性、安全性和公益性特点，以增强护理人员的责任感，提高护理服务的合法度。

5. 注意国际化趋势　为了使我国护理专业的发展与国际护理接轨，制定护理法必须站在世界法治文明的高度，把握国际化护理趋势，使法律条款尽量同国际上的要求相适应。

项目二　护理工作中常见的法律问题

在护理实践过程中，每位护士都应熟知护理职责的法律范围，最大限度地维护服务对象的合法权益，防止法律纠纷发生；同时，护士也应注意保护自己的合法权益，促进护患关系的和谐。

一、护士的法律责任

护士在执业中必须依法从事，遵守职业道德和医疗护理工作的规章制度及技术规范，正确执行医嘱，观察患者的身心状态，对患者进行科学的护理。

（一）处理和执行医嘱

医嘱是护士对患者实施护理的法律依据，护士在执行医嘱时应注意以下几点。

1. 严格执行"三查八对"制度，确认无误后及时准确执行。不可随意篡改或无故不执行医嘱。

2. 护士处理医嘱时，若有疑问，必须向医生问明白，确认准确后方执行；若发现医嘱有明显错误，有权拒绝执行，并向医生提出；若明知该医嘱可能给患者造成损害，酿成严重后果，仍照样执行，护士将与医生共同承担所引起的法律责任。

3. 当患者或家属对医嘱提出疑问时，护士应立即核对医嘱的准确性，再决定是否执行，并向患者或家属做出适当的解释。

4.当患者病情发生变化，应及时通知医生，并根据自己的知识和经验与医生协商，确定是否继续或暂停或修改医嘱。

5.一般情况下不执行口头医嘱。在抢救、手术等特殊情况下，必须执行口头医嘱时，护士应向主管医生复诵一遍口头医嘱的内容，双方确认无误后方可执行。在执行完医嘱后，应及时记录医嘱的时间、内容、患者当时的情况等，并让医生及时补写书面医嘱。

（二）护理记录

护理实践中，各种护理记录既是医生判断诊疗效果、调整治疗方案的重要依据，也是评判护理质量的标准之一。在医疗纠纷案件中，护理记录还将成为举证与举证倒置的直接依据。护士在书写临床护理记录时，应及时、准确、无误、完整，不得涂改、隐匿或伪造。

（三）执行独立性及合作性护理任务

护士应熟知护理权限，正确判断护理范围，严格按照护理规范、操作标准实施护理。超出护理权限或没按规范、标准进行护理，造成患者损害的，根据患者损害程度，护士将承担相应的法律责任。

（四）入院与出院

护士根据自己的职权范围，严格按照医院的规章制度，对患者进行正确处理。接诊急救患者时，应以高度的责任心，全力以赴地配合其他救治人员进行抢救。如果因护士拒绝、不积极参与或工作拖沓而使患者致残或死亡，可被起诉，以渎职罪论处。若患者拒绝继续治疗，要求自动出院，护士应耐心说服，患者或其法定监护人尚执意要求出院，则应让患者或其法定监护人在自动出院栏上签字，同时做好护理记录。

（五）麻醉药品及其他药品的管理

麻醉药品主要指鸦片、哌替啶及吗啡等药物，临床上用于术后、晚期癌症及一些危重患者的对症治疗。护士若对这些药品进行窃取、盗卖或自己使用，则会构成贩毒、吸毒罪。因而，护士应严于律己，不要以身试法。

二、护生的法律责任

护理工作必须由具备护士资格的人来承担，才能保障护理质量和公众的就医安全。而护生是正在学习的护理专业的学生，尚未获得执业资格。从法律上讲，必须按照卫健委的有关规定，在执业护士的严密监督和指导下，为患者实施护理。护生在执业护士的督导下，发生差错事故，除本人要承担一定责任外，带教老师也应承担相应的法律责任。如果护生脱离带教护士的督导，擅自行事造成患者的伤害，就要承担法律责任。所以带教老师应严格带教，护生应虚心学习，勤学苦练，防止发生差错或事故。护生进入临床实习前，应明确自己法定的职责范围，严格遵守操作规程。

三、护理工作中潜在的法律问题

（一）侵权行为与犯罪

侵权行为一般是指对人身权利不应有的侵犯；犯罪则是指一切触犯国家刑法的行为。前者可通过民事方式（如调解、赔礼、赔物乃至赔款等）解决，后者则必然会被起诉而依法受到惩处。有时在同一护理活动中，侵权行为可与犯罪同时发生。侵权行为可不构成犯罪，但犯罪必定包含有被害者基本合法权益的严重侵犯。分清犯罪与侵权行为的关键是对护理行为目的和后果的正确鉴定。例如，患者有恢复健康、促进健康的权力。当他主诉病情时，护士没有认真听，引起患者的不满，这就是侵犯了患者的生命健康权，通过调解、赔礼、道歉等予以解决。如果因为没有认真听而延误了抢救时机，引起死亡，这就是犯罪，应依法受到惩处。

（二）疏忽大意与渎职

疏忽大意是指不专心致志地履行职责，因一时粗心或遗忘而造成客观上的过失行为。疏忽大意是工作责任心不强的表现，严重的疏忽大意造成了较为严重的后果是渎职。渎职要追究法律责任，虽然一般的疏忽大意大都不予追究法律责任，但如果造成了严重的后果或极大的不良影响时，同样要追究其法律责任。

如果因疏忽大意的过失或过于自信的过失，造成患者出现不可挽回的损害，则构成过失犯罪。我国《刑法》规定："医务人员由于严重不负责任，造成就诊人员死亡或严重损害就诊人员身体健康的，判处 3 年以下有期徒刑或拘役。"

（三）收礼与受贿

受贿罪是指国家工作人员利用职务上的便利，为行贿人谋取私利而非法索取、接受其财物或不正当利益的行为。救死扶伤是护士的神圣职责，护士不得借工作之便谋取额外报酬。但患者痊愈出院，对护士优良服务表示感激，向护士赠送一些纪念品时，不属于贿赂，如果是护士主动向患者或家属示意并收取大额资金、财物时，则犯了索贿、受贿罪。

四、护理工作中法律纠纷的防范

（一）强化法制观念

作为护士应强化法制观念，加强相关法律法规的学习，并将掌握的法律知识应用到护理实践中，依法从事护理活动，认真履行护士职责。

（二）规范护理行为

护士在工作中应严格执行专业团体及工作单位的护理操作规程及质量标准要求，并不断学习，以最新的护理操作规程及质量标准保证患者安全，防止法律纠纷的发生。

（三）选择安全的工作环境

安全而有保障的护理环境，是提高护理质量、减少法律纠纷的保障之一。安全的护理环境应具备如下条件。

1. 根据患者数及病情轻重安排相应数量及资格的护士。

2. 有正规的法令、政策、操作规程及相应的监督机制。

3. 仪器设备状态良好。

4. 全体护理人员有学习新技术、新仪器使用，了解最新的护理质量标准、要求的深造机会。

（四）建立及维护良好的护患关系

建立及维护良好的护患关系是防止产生法律纠纷的重要措施之一。护士应尊重患者的人格、尊严、信仰及价值观等，坦诚与患者沟通，并注意换位思考，以自己的专业知识及能力，为患者提供高质量的身心护理，获得患者的理解与支持，减少法律纠纷的产生。

（五）促进信息的沟通

护理实践中的沟通是一个多角度、多方位的交流。护士应加强与患者及其家属的沟通，以便及时了解患者的情况，准确解释患者及其家属提出的问题；加强与医生、其他护士及有关的其他人员沟通，反馈必要的信息，掌握治疗护理方案的变化，确保患者的安全。

（六）做好各种护理记录

护理记录是护士书面沟通的重要渠道之一，也是重要的法律依据。准确、及时地做好护理记录，不仅是对患者负责的一种表现，也是医院质量管理水平的一种反映，在法律纠纷发生时还是重要的举证倒置的依据。

（七）参加职业保险

职业保险是指专业从业者定期向保险公司交纳少量的保险费，在职业保险范围内一旦突然发生事故时，由保险公司向受害者支付相应的赔偿。因此，如果护士参加职业保险，保险公司在规定的范围内为护士提供法定代理人，在败诉后代护士向受害人支付赔偿金，减轻护士的经济损失。职业保险是护士保护自己从业及切身利益的重要措施之一，虽然它不能完全消除护士在护理纠纷或事故中的责任，但在一定程度上帮助护士减轻了因事故发生对护士造成的负担。

法律是强化护理管理，使护理专业走向法制化、规范化、科学化发展的重要保证。为了保护护士自身的正当权益，使其在工作实践中的护理行为与法律原则一致，护士应加强对相关法律、法规的学习，不断提高法律意识，尊重患者，关爱患者，尽职尽责，维护患者的生命健康。

复习思考

1. 患儿，女，10 岁，因麻痹性肠梗阻入院。手术后给予输液、插胃管、留置导尿管治疗。医嘱："见尿后，10% 氯化钾 10mL 推入管内。"主班护士将此医嘱抄在纸条上，交给实习护士，嘱其见患儿有尿后即执行医嘱。30 分钟后，实习护士发现患儿排尿后，将 10% 氯化钾 10mL 推入输液管内，结果患儿出现心脏停搏，经多方抢救无效，患儿死亡。

请问：

（1）造成患儿心脏骤停的原因是什么？

（2）主班护士的行为是否违法？

（3）医院、护士、实习护士应承担什么法律责任？

2. 患儿，男，3 岁，某护生为其进行臀部肌内注射，注射后哭闹不止，次日患儿出现了注射侧下肢活动受限，医疗鉴定为：坐骨神经损伤。请问：责任由谁负？

3. 医疗事故与医疗护理差错有什么区别？

扫一扫，知答案

附 录

NANDA 2012-2014 年的 216 项护理诊断

一、健康促进

1. 缺乏娱乐活动

2. 久坐的生活方式

3. 缺乏社区卫生

4. 家庭执行治疗方案无效

5. 危险倾向的健康行为

6. 健康维护无效

7. 有免疫状态改善的趋势

8. 保护无效

9. 自我健康管理无效

10. 有自我健康管理改善趋势

二、营养

11. 无效性婴儿喂养形态

12. 母乳不足

13. 吞咽障碍

14. 营养失调：低于机体需要量

15. 营养失调：高于机体需要量

16. 有营养改善的趋势

17. 有营养失调的危险：高于机体需要量

18. 体液不足

19. 有体液不足的危险

20. 体液过多

21. 有体液失衡的危险

22. 有体液平衡改善的趋势

23. 有电解质失衡的危险

24. 有肝功能受损的危险

25. 有新生儿黄疸的危险

26. 新生儿黄疸

27. 有血糖不稳定的危险

三、排泄和交换

28. 便秘

29. 有便秘的危险

30. 感知性便秘

31. 腹泻

32. 排便失禁

33. 胃肠动力失调

34. 有胃肠动力失调的危险

35. 排尿障碍

36. 有排尿功能改善的趋势

37. 尿潴留

38. 完全性尿失禁

39. 功能性尿失禁

40. 压力性尿失禁

41. 急迫性尿失禁

42. 反射性尿失禁

43. 有急迫性尿失禁的危险

44. 气体交换障碍

四、活动／休息

45. 失眠

46. 睡眠模式紊乱

47. 睡眠剥夺

48. 有睡眠改善的趋势

49. 有废用综合征的危险

50. 躯体活动障碍

51. 床上活动障碍

52. 借助轮椅活动障碍

53. 转移能力障碍

54. 行走障碍

55. 恍惚状态

56. 穿着 / 修饰自理缺陷

57. 沐浴 / 卫生自理缺陷

58. 进食自理缺陷

59. 如厕自理缺陷

60. 忽视自我健康管理

61. 能量场紊乱

62. 疲乏

63. 心输出量减少

64. 自主呼吸受损

65. 无效的呼吸形态

66. 活动无耐力

67. 有活动无耐力的危险

68. 有胃肠灌注无效的危险

69. 有肾灌注无效的危险

70. 外周组织灌注无效

71. 有心肌组织灌注不足的危险

72. 有脑组织灌注无效的风险

73. 有外周组织灌注无效的风险

74. 呼吸机依赖

75. 持家能力障碍

76. 有自理能力增强的趋势

五、感知 / 认识

77. 单侧身体忽视

78. 环境认知障碍综合征

79. 知识缺乏

80. 有知识增进的趋势

81. 急性意识障碍

82. 慢性意识障碍

83. 有急性意识障碍的危险

84. 冲动控制无效

85. 记忆功能障碍

86. 有沟通增进的趋势

87. 语言沟通障碍

六、自我感知

88. 自我认同紊乱

89. 有自我认同紊乱的危险

90. 有个人尊严受损的危险

91. 有自我概念改善的趋势

92. 无望感

93. 有孤独的危险

94. 长期低自尊

95. 情境性低自尊

96. 有长期低自尊的危险

97. 有情境性低自尊的危险

98. 体像紊乱

七、角色关系

99. 照顾者角色紧张

100. 有照顾者角色紧张的危险

101. 养育功能障碍

102. 有养育功能改善的趋势

103. 有养育功能障碍的危险

104. 有依附关系受损的风险

105. 家庭运作过程改变

106. 家庭运作过程失常

107. 有家庭运作过程改善的趋势

108. 有母乳喂养改善的趋势

109. 母乳喂养无效

110. 母乳喂养中断

111. 无效的关系

112. 有关系改善的趋势

113. 有关系无效的危险

114. 父母角色冲突

115. 无效的角色表现

116. 社交交往障碍

八、性

117. 性功能障碍

118. 性生活形态无效

119. 生育过程无效

120. 有生育过程改善的趋势

121. 有生育过程无效的危险

122. 有母体与胎儿双方受干扰的危险

九、应对／应激耐受性

123. 迁居应激综合征

124. 有迁居应激综合征的危险

125. 强暴创伤综合征

126. 活动计划无效

127. 有活动计划无效的危险

128. 创伤后综合征

129. 有创伤后综合征的危险

130. 恐惧

131. 焦虑

132. 对死亡的焦虑

133. 无效性否认

134. 成人生育障碍

135. 悲伤

136. 复杂性悲哀

137. 有复杂性悲伤的危险

138. 有能力增强的趋势

139. 无能为力感

140. 有无能为力感的危险

141. 个人恢复能力障碍

142. 有恢复能力增强的趋势

143. 有恢复能力受损的危险

144. 持续性悲伤

145. 压力负荷过重

146. 无能性家庭应对

147. 妥协性家庭应对

148. 防卫性应对

149. 有家庭应对增强的趋势

150. 无效的应对

151. 有应对增强的趋势

152. 社区应对无效

153. 有社区应对增强的趋势

154. 有自主反射失调的危险

155. 自主性反射失调

156. 婴儿行为紊乱

157. 有婴儿行为紊乱的危险

158. 有婴儿行为调节改善的趋势

159. 颅内适应能力下降

十、生活准则

160. 有希望增强的趋势

161. 有精神安适增进的趋势

162. 有增强决策力的趋势

163. 决策冲突

164. 道德困扰

165. 不依从行为

166. 宗教信仰减弱

167. 有宗教信仰增强的趋势

168. 有宗教信仰减弱的趋势

169. 精神困扰

170. 有精神困扰的危险

十一、安全 / 防御

171. 有感染的危险

172. 口腔黏膜受损

173. 有受伤的危险

174. 有围术期体位性损伤的危险

175. 有周围神经血管功能障碍的危险

176. 有婴儿猝死综合征的危险

177. 有跌倒的危险

178. 有外伤的危险

179. 有出血危险

180. 有干眼症的危险

181. 皮肤完整性受损

182. 有皮肤完整性受损的危险

183. 组织完整性受损

184. 牙齿受损

185. 有休克的危险

186. 有窒息的危险

187. 有误吸的危险

188. 清理呼吸道无效

189. 术后恢复延迟

190. 有热损伤的危险

191. 受污染

192. 有受污染的危险

193. 有血管损伤的风险

194. 自残

195. 有自残的危险

196. 有对他人施行暴力的危险

197. 有对自己施行暴力的危险

198. 有自杀的危险

199. 有中毒的危险

200. 乳胶过敏反应

201. 有过敏反应的危险

202. 有对乳胶过敏反应的危险

203. 有对碘造影剂不良反应的危险

204. 有体温失调的危险

205. 体温调节无效

206. 体温过低

207. 体温过高

十二、舒适

208. 急性疼痛

209. 慢性疼痛

210. 恶心

211. 社交孤立

212. 舒适度减弱

213. 舒适增进的趋势

十三、生长 / 发展

214. 生长与发展迟滞

215. 有发展迟滞的危险

216. 有生长失调

护理诊断内容举例

（一）营养失调——低于机体需要量

【定义】非禁食个体处于营养摄入不足以满足机体需要量的状态。

【诊断依据】

1. 主要依据

（1）食物摄入低于每日需要量。

（2）体重下降，低于正常标准体重的 20% 以上。

2. 次要依据

（1）有引起摄入不足的因素存在，如吞咽困难、厌食等。

（2）有营养不良或某些营养素缺乏的表现，如消瘦、肌肉软弱无力、面色苍白、血红蛋白下降、血清白蛋白下降等。

【相关因素】

1. 病理生理因素

（1）各种疾病导致营养素摄入困难或障碍，如咀嚼或吞咽困难、厌食、拒食等。

（2）疾病导致营养素吸收障碍，如慢性腹泻等。

（3）营养素或能量消耗增加，如甲状腺功能亢进、糖尿病、烧伤、长期感染、发热等。

2. 治疗因素

（1）放疗、化疗或口腔、咽喉部手术等损伤影响摄入。

（2）某些药物治疗影响食欲与吸收，如口服磺胺药物之后。

（3）外科手术、放疗之后营养消耗增加。

3. 情境因素

（1）环境不良，学习、工作压力或情绪不良引起食欲下降。

（2）特殊环境或因素不能获取食物，如水灾之后等。

4. 年龄因素　新生儿、婴幼儿喂养不当，老年人消化功能下降。

（二）体温过高

【定义】个体体温高于正常范围的状态。

【诊断依据】

1. 主要依据　体温在正常范围以上。

2. 次要依据

（1）皮肤潮红、触摸发热。

（2）脉搏、呼吸增快。

（3）疲乏、无力、头痛、头晕。

【相关因素】

1. 病理生理因素　感染、外伤、脱水、代谢率增高等。

2. 治疗因素　手术、药物等。

3. 情境因素　处于热环境中、剧烈活动等。

（三）腹泻

【定义】个体排便次数增多，大便不成形或排便松散、水样便的状态。

【诊断依据】

1. 主要依据

（1）便次增多（>3 次 / 日）。

（2）松散、水样便。

2. 次要依据

（1）腹痛、肠鸣音亢进。

（2）大便量增多及颜色变化

（3）有里急后重感。

【相关因素】

1. 病理生理方面　胃肠道疾病，内分泌代谢性疾病，营养性疾病等。

2. 治疗方面　药物不良反应，管饲饮食等。

3. 情绪因素　饮食改变，环境改变，焦虑及应激状态。

4. 年龄因素　婴幼儿生理性腹泻、辅食添加不当；老年人胃肠括约肌功能减退。

（四）气体交换受损

【定义】个体处于肺泡和微血管之间氧气和二氧化碳交换减少的状态。

【诊断依据】

1. 主要依据　用力或活动时感到呼吸费力或困难。

2. 次要依据　有缺氧或二氧化碳潴留的表现。

（1）神经系统表现：烦躁，焦虑，意识模糊，嗜睡。

（2）呼吸系统表现：端坐呼吸，呼吸急促，呼气延长，心率增快，心律失常甚至心力衰竭。

（3）消化系统表现：胃区饱胀，食欲下降。

（4）其他：发绀，疲乏无力，尿量减少等。

（5）血气分析：血 PaO_2↓、$PaCO_2$↑、血氧饱和度（SaO_2）↓。

【相关因素】

1. 病理生理因素　肺部感染等病变致肺泡呼吸面积减少及呼吸膜改变，气管、支气管病变或异物，分泌物滞留致气道通气障碍，神经系统疾病致呼吸活动异常等。

2. 治疗因素　麻醉药物等引起的呼吸抑制，气管插管等致呼吸道阻塞，吸入氧浓度过低等。

3. 情境因素　因创伤、手术或认知障碍致呼吸活动异常。

4. 年龄因素　早产儿、老年人呼吸中枢或肺呼吸功能降低。

（五）清理呼吸道无效

【定义】个体处于不能有效咳嗽以清除呼吸道分泌物或阻塞物，引起呼吸不通畅的威胁状态。

【诊断依据】

1. 主要依据

（1）无效咳嗽或咳嗽无力，如患者说排痰时伤口疼痛不敢咳嗽。

（2）不能排出呼吸道分泌物或阻塞物，如咳嗽时表情痛苦，痰液黏稠，不易咳出。

2. 次要依据

（1）呼吸音不正常，如有痰鸣音。

（2）呼吸的频率、节律、深度发生异常改变，如呼吸急促。

【相关因素】

1. 病理生理因素　肺部感染引起分泌物过多、痰液黏稠，手术后引起呼吸运动受限而不能排出分泌物等。

2. 治疗因素　由使用镇静药、麻醉剂引起，不能有效咳嗽。

3. 情境因素　由于手术疼痛或认知障碍等不敢咳嗽，空气干燥、吸烟、空气严重污染等致呼吸道分泌物异常等。

4. 年龄因素　新生儿咳嗽反射低下，老年人咳嗽反射迟钝、咳嗽无力。

（六）有受伤的危险

【定义】个体处于适应和防御能力降低，在与环境互相作用中易受到损伤的危险状态。

【诊断依据】有危险因素存在（同相关因素）。

【相关因素】

1. 病理生理因素　因缺氧、眩晕等脑功能异常，因步态不稳、截肢等活动功能异常，视听、触觉等各种感觉器官异常等。

2. 治疗因素　镇静药、降压药等药物影响中枢神经功能，石膏固定、拄拐杖等影响活动。

3. 情境因素　环境陌生，房屋结构布局与设施不当，交通运输方式不当等。

4. 年龄因素　小儿生活能力低下和缺乏安全意识，老年人感知、运动功能缺陷等。

（七）有皮肤完整性受损的危险

【定义】个体的皮肤处于可能受损伤的危险状态。

【诊断依据】有致皮肤损害的危险因素存在（同相关因素）。

【相关因素】

1. 躯体不能活动　如昏迷、偏瘫、骨折等。

2. 皮肤受到潮湿、摩擦的刺激　如大小便失禁。

3. 皮肤营养失调　如肥胖、消瘦、水肿。

（八）活动无耐力

【定义】个体因生理功能降低而处于不能耐受日常必要活动的状态。

【诊断依据】

1. 主要依据

（1）活动中出现头晕、呼吸困难。

（2）活动后出现气短、不适，心率、血压异常。

（3）自述疲乏、无力或虚弱。

2. 次要依据

（1）面色苍白或发绀。

（2）意识模糊、眩晕。

（3）心电图改变。

【相关因素】

1. 病理生理因素

（1）各种疾病造成的缺氧或氧供给相对不足。

（2）饮食不足或营养不良等所致的能量供给不足。

2. 治疗因素 手术、放疗、化疗所致的代谢增加。

3. 情境因素 长期卧床，久坐性或惰性生活方式，地理或气候因素造成氧供不足。

4. 年龄因素 老年人。

（九）睡眠形态紊乱

【定义】个体处于睡眠不足或中断等休息方式的改变，并出现不适和（或）影响正常生活的一种状态。

【诊断依据】

1. 主要依据

（1）成人入睡或保持睡眠状态困难。

（2）儿童不愿就寝、夜间常醒着或渴望与父母一起睡。

2. 次要依据

（1）白天疲劳、打瞌睡。

（2）烦躁、情绪不稳、易怒、面无表情、眼圈发黑。

【相关因素】

1. 病理生理因素 各种疾病造成的不适、疼痛而经常觉醒，如心绞痛、腹泻、尿频、尿潴留、便秘等。

2. 治疗因素 静脉输液、牵引、石膏固定等改变睡眠姿势而不适，应用镇静药、催眠药等白天睡眠过多。

3. 情境因素 过度紧张、恐惧、生活环境变化，生活方式改变（如值夜班、白天睡眠过多），过度活动等。

4. 年龄因素 小儿恐惧黑暗，女性更年期内分泌改变等。

（十）疲乏

【定义】在正常状态下，个体经历到无法承受的耗竭感，且体能和心智活动能力也降低。

【诊断依据】

1. 主要依据

（1）注意力无法集中。

（2）性欲降低。

（3）行为表现退步。

（4）对周围事物没有兴趣。

2. 次要依据

（1）嗜睡。

（2）因无法承担责任而内疚。

（3）无法维持一般肢体活动。

（4）即使在睡眠之后也无法恢复精力。

（5）身体不适的抱怨增加。

（6）休息频率增加。

（7）自我反省。

（8）缺乏精力、无精打采。

（10）个人觉得需要额外精力才能日常活动。

（11）主诉有持续的精力缺乏。

【相关因素】

1. 病理生理方面 失眠、疾病状态、体力消耗增加、营养不良、睡眠剥夺。

2. 心理方面 焦虑无聊生活方式、抑郁、压力。

3. 治疗方面 放疗、化疗、药物副反应、手术损伤组织及麻醉。

4. 情境方面 温度、湿度、灯光、噪音等环境因素，负性生活事件。

5. 成熟因素 儿童营养不良、妊娠期生理改变、产后照顾新生儿导致睡眠形态改变。

（十一）疼痛

【定义】个体感到或说出有严重不舒适的感觉。

【诊断依据】

1. 主要依据 患者自述有疼痛感。

2. 次要依据

（1）表情痛苦、呻吟。

（2）强迫体位、按揉疼痛部位。

（3）急性疼痛的反应：血压升高，脉搏、呼吸增快，出汗，注意力不集中等。

【相关因素】

1. 病理生理因素 烧伤、外伤、骨折等引起组织损伤，肌肉痉挛、下肢血管痉挛或阻塞等。

2. 治疗因素 手术、静脉穿刺、组织活检、骨穿等引起组织损伤等。

3. 情境因素 不活动、体位不当等。

（十二）焦虑

【定义】个体或群体处于因模糊、不明确、不具体的威胁而感到不安与不适的状态。

【诊断依据】

1. 生理方面 失眠、疲劳感、口干、肌肉紧张、感觉异常等，脉搏增快、呼吸增快、血压升高、出汗、烦躁、声音发颤或音调改变。

2.心理方面　不安感、无助感、缺乏自信、预感不幸等，易激动、爱发脾气、无耐心、常埋怨别人等。

3.认知方面表现　注意力不集中、健忘、怀念过去、不愿面对现实。

【相关因素】

1.病理生理因素　基本需要（空气、水、食物、排泄、安全等）未得到满足，如心肌缺血缺氧而疼痛、尿潴留引起不适。

2.治疗因素　担心手术、治疗或检查发生意外，不熟悉医院环境等。

3.情境因素　自尊受到威胁，死亡、失去亲人的威胁，家庭经济困难等。

4.年龄因素　小儿因住院与家人分离。

附录三
护士条例

第一章 总 则

第一条 为了维护护士的合法权益,规范护理行为,促进护理事业发展,保障医疗安全和人体健康,制定本条例。

第二条 本条例所称护士,是指经执业注册取得护士执业证书,依照本条例规定从事护理活动,履行保护生命、减轻痛苦、增进健康职责的卫生技术人员。

第三条 护士人格尊严、人身安全不受侵犯。护士依法履行职责,受法律保护。全社会应当尊重护士。

第四条 国务院有关部门、县级以上地方人民政府及其有关部门以及乡(镇)人民政府应当采取措施,改善护士的工作条件,保障护士待遇,加强护士队伍建设,促进护理事业健康发展。

国务院有关部门和县级以上地方人民政府应当采取措施,鼓励护士到农村、基层医疗卫生机构工作。

第五条 国务院卫生主管部门负责全国的护士监督管理工作。

县级以上地方人民政府卫生主管部门负责本行政区域的护士监督管理工作。

第六条 国务院有关部门对在护理工作中作出杰出贡献的护士,应当授予全国卫生系统先进工作者荣誉称号或者颁发白求恩奖章,受到表彰、奖励的护士享受省部级劳动模范、先进工作者待遇;对长期从事护理工作的护士应当颁发荣誉证书。具体办法由国务院有关部门制定。

县级以上地方人民政府及其有关部门对本行政区域内作出突出贡献的护士,按照省、自治区、直辖市人民政府的有关规定给予表彰、奖励。

第二章 执业注册

第七条 护士执业,应当经执业注册取得护士执业证书。

申请护士执业注册，应当具备下列条件：

（一）具有完全民事行为能力；

（二）在中等职业学校、高等学校完成国务院教育主管部门和国务院卫生主管部门规定的普通全日制3年以上的护理、助产专业课程学习，包括在教学、综合医院完成8个月以上护理临床实习，并取得相应学历证书；

（三）通过国务院卫生主管部门组织的护士执业资格考试；

（四）符合国务院卫生主管部门规定的健康标准。

护士执业注册申请，应当自通过护士执业资格考试之日起3年内提出；逾期提出申请的，除应当具备前款第（一）项、第（二）项和第（四）项规定条件外，还应当在符合国务院卫生主管部门规定条件的医疗卫生机构接受3个月临床护理培训并考核合格。护士执业资格考试办法由国务院卫生主管部门会同国务院人事部门制定。

第八条 申请护士执业注册的，应当向拟执业地省、自治区、直辖市人民政府卫生主管部门提出申请。收到申请的卫生主管部门应当自收到申请之日起20个工作日内做出决定，对具备本条例规定条件的，准予注册，并发给护士执业证书；对不具备本条例规定条件的，不予注册，并书面说明理由。

护士执业注册有效期为5年。

第九条 护士在其执业注册有效期内变更执业地点的，应当向拟执业地省、自治区、直辖市人民政府卫生主管部门报告。收到报告的卫生主管部门应当自收到报告之日起7个工作日内为其办理变更手续。护士跨省、自治区、直辖市变更执业地点的，收到报告的卫生主管部门还应当向其原执业地省、自治区、直辖市人民政府卫生主管部门通报。

第十条 护士执业注册有效期届满需要继续执业的，应当在护士执业注册有效期届满前30日向执业地省、自治区、直辖市人民政府卫生主管部门申请延续注册。收到申请的卫生主管部门对具备本条例规定条件的，准予延续，延续执业注册有效期为5年；对不具备本条例规定条件的，不予延续，并书面说明理由。

护士有行政许可法规定的应当予以注销执业注册情形的，原注册部门应当依照行政许可法的规定注销其执业注册。

第十一条 县级以上地方人民政府卫生主管部门应当建立本行政区域的护士执业良好记录和不良记录，并将该记录记入护士执业信息系统。

护士执业良好记录包括护士受到的表彰、奖励以及完成政府指令性任务的情况等内容。护士执业不良记录包括护士因违反本条例以及其他卫生管理法律、法规、规章或者诊疗技术规范的规定受到行政处罚、处分的情况等内容。

第三章 权利和义务

第十二条 护士执业，有按照国家有关规定获取工资报酬、享受福利待遇、参加社会保险的权利。任何单位或者个人不得克扣护士工资，降低或者取消护士福利等待遇。

第十三条 护士执业，有获得与其所从事的护理工作相适应的卫生防护、医疗保健服务的权利。从事直接接触有毒有害物质、有感染传染病危险工作的护士，有依照有关法律、行政法规的规定接受职业健康监护的权利；患职业病的，有依照有关法律、行政法规的规定获得赔偿的权利。

第十四条 护士有按照国家有关规定获得与本人业务能力和学术水平相应的专业技术职务、职称的权利；有参加专业培训、从事学术研究和交流、参加行业协会和专业学术团体的权利。

第十五条 护士有获得疾病诊疗、护理相关信息的权利和其他与履行护理职责相关的权利，可以对医疗卫生机构和卫生主管部门的工作提出意见和建议。

第十六条 护士执业，应当遵守法律、法规、规章和诊疗技术规范的规定。

第十七条 护士在执业活动中，发现患者病情危急，应当立即通知医师；在紧急情况下为抢救垂危患者生命，应当先行实施必要的紧急救护。

护士发现医嘱违反法律、法规、规章或者诊疗技术规范规定的，应当及时向开具医嘱的医师提出；必要时，应当向该医师所在科室的负责人或者医疗卫生机构负责医疗服务管理的人员报告。

第十八条 护士应当尊重、关心、爱护患者，保护患者的隐私。

第十九条 护士有义务参与公共卫生和疾病预防控制工作。发生自然灾害、公共卫生事件等严重威胁公众生命健康的突发事件，护士应当服从县级以上人民政府卫生主管部门或者所在医疗卫生机构的安排，参加医疗救护。

第四章 医疗卫生机构的职责

第二十条 医疗卫生机构配备护士的数量不得低于国务院卫生主管部门规定的护士配备标准。

第二十一条 医疗卫生机构不得允许下列人员在本机构从事诊疗技术规范规定的护理活动：

（一）未取得护士执业证书的人员；

（二）未依照本条例第九条的规定办理执业地点变更手续的护士；

（三）护士执业注册有效期届满未延续执业注册的护士。

在教学、综合医院进行护理临床实习的人员应当在护士指导下开展有关工作。

第二十二条 医疗卫生机构应当为护士提供卫生防护用品，并采取有效的卫生防护措施和医疗保健措施。

第二十三条 医疗卫生机构应当执行国家有关工资、福利待遇等规定，按照国家有关规定为在本机构从事护理工作的护士足额缴纳社会保险费用，保障护士的合法权益。

对在艰苦边远地区工作，或者从事直接接触有毒有害物质、有感染传染病危险工作的护士，所在医疗卫生机构应当按照国家有关规定给予津贴。

第二十四条 医疗卫生机构应当制定、实施本机构护士在职培训计划，并保证护士接受培训。

护士培训应当注重新知识、新技术的应用；根据临床专科护理发展和专科护理岗位的需要，开展对护士的专科护理培训。

第二十五条 医疗卫生机构应当按照国务院卫生主管部门的规定，设置专门机构或者配备专（兼）职人员负责护理管理工作。

第二十六条 医疗卫生机构应当建立护士岗位责任制并进行监督检查。

护士因不履行职责或者违反职业道德受到投诉的，其所在医疗卫生机构应当进行调查。经查证属实的，医疗卫生机构应当对护士做出处理，并将调查处理情况告知投诉人。

第五章 法律责任

第二十七条 卫生主管部门的工作人员未依照本条例规定履行职责，在护士监督管理工作中滥用职权、徇私舞弊，或者有其他失职、渎职行为的，依法给予处分；构成犯罪的，依法追究刑事责任。

第二十八条 医疗卫生机构有下列情形之一的，由县级以上地方人民政府卫生主管部门依据职责分工责令限期改正，给予警告；逾期不改正的，根据国务院卫生主管部门规定的护士配备标准和在医疗卫生机构合法执业的护士数量核减其诊疗科目，或者暂停其6个月以上1年以下执业活动；国家举办的医疗卫生机构有下列情形之一、情节严重的，还应当对负有责任的主管人员和其他直接责任人员依法给予处分：

（一）违反本条例规定，护士的配备数量低于国务院卫生主管部门规定的护士配备标准的；

（二）允许未取得护士执业证书的人员或者允许未依照本条例规定办理执业地点变更手续、延续执业注册有效期的护士在本机构从事诊疗技术规范规定的护理活动的。

第二十九条 医疗卫生机构有下列情形之一的，依照有关法律、行政法规的规定给予处罚；国家举办的医疗卫生机构有下列情形之一、情节严重的，还应当对负有责任的主管人员和其他直接责任人员依法给予处分：

（一）未执行国家有关工资、福利待遇等规定的；

（二）对在本机构从事护理工作的护士，未按照国家有关规定足额缴纳社会保险费用的；

（三）未为护士提供卫生防护用品，或者未采取有效的卫生防护措施、医疗保健措施的；

（四）对在艰苦边远地区工作，或者从事直接接触有毒有害物质、有感染传染病危险工作的护士，未按照国家有关规定给予津贴的。

第三十条　医疗卫生机构有下列情形之一的，由县级以上地方人民政府卫生主管部门依据职责分工责令限期改正，给予警告：

（一）未制定、实施本机构护士在职培训计划或者未保证护士接受培训的；

（二）未依照本条例规定履行护士管理职责的。

第三十一条　护士在执业活动中有下列情形之一的，由县级以上地方人民政府卫生主管部门依据职责分工责令改正，给予警告；情节严重的，暂停其6个月以上1年以下执业活动，直至由原发证部门吊销其护士执业证书：

（一）发现患者病情危急未立即通知医师的；

（二）发现医嘱违反法律、法规、规章或者诊疗技术规范的规定，未依照本条例第十七条的规定提出或者报告的；

（三）泄露患者隐私的；

（四）发生自然灾害、公共卫生事件等严重威胁公众生命健康的突发事件，不服从安排参加医疗救护的。

护士在执业活动中造成医疗事故的，依照医疗事故处理的有关规定承担法律责任。

第三十二条　护士被吊销执业证书的，自执业证书被吊销之日起2年内不得申请执业注册。

第三十三条　扰乱医疗秩序，阻碍护士依法开展执业活动，侮辱、威胁、殴打护士，或者有其他侵犯护士合法权益行为的，由公安机关依照治安管理处罚法的规定给予处罚；构成犯罪的，依法追究刑事责任。

第六章　附　则

第三十四条　本条例施行前按照国家有关规定已经取得护士执业证书或者护理专业技术职称、从事护理活动的人员，经执业地省、自治区、直辖市人民政府卫生主管部门审核合格，换领护士执业证书。

本条例施行前，尚未达到护士配备标准的医疗卫生机构，应当按照国务院卫生主管部门规定的实施步骤，自本条例施行之日起3年内达到护士配备标准。

第三十五条　本条例自2008年5月12日起施行。

医疗事故处理条例（节选）

第一章　总　则

第一条　为了正确处理医疗事故，保护患者和医疗机构及其医务人员的合法权益，维护医疗秩序，保障医疗安全，促进医学科学的发展，制定本条例。

第二条　本条例所称医疗事故，是指医疗机构及其医务人员在医疗活动中，违反医疗卫生管理法律、行政法规、部门规章和诊疗护理规范、常规，过失造成患者人身损害的事故。

第三条　处理医疗事故，应当遵循公开、公平、公正、及时、便民的原则，坚持实事求是的科学态度，做到事实清楚、定性准确、责任明确、处理恰当。

第四条　根据对患者人身造成的损害程度，医疗事故分为四级：

一级医疗事故：造成患者死亡、重度残疾的；

二级医疗事故：造成患者中度残疾、器官组织损伤导致严重功能障碍的；

三级医疗事故：造成患者轻度残疾、器官组织损伤导致一般功能障碍的；

四级医疗事故：造成患者明显人身损害的其他后果的。

具体分级标准由国务院卫生行政部门制定。

第二章　医疗事故的预防与处置

第五条　医疗机构及其医务人员在医疗活动中，必须严格遵守医疗卫生管理法律、行政法规、部门规章和诊疗护理规范、常规，恪守医疗服务职业道德。

第六条　医疗机构应当对其医务人员进行医疗卫生管理法律、行政法规、部门规章和诊疗护理规范、常规的培训和医疗服务职业道德教育。

第七条　医疗机构应当设置医疗服务质量监控部门或者配备专（兼）职人员，具体负责监督本医疗机构的医务人员的医疗服务工作，检查医务人员执业情况，接受患者对医疗服务的投诉，向其提供咨询服务。

第八条 医疗机构应当按照国务院卫生行政部门规定的要求，书写并妥善保管病历资料。因抢救急危患者，未能及时书写病历的，有关医务人员应当在抢救结束后 6 小时内据实补记，并加以注明。

第九条 严禁涂改、伪造、隐匿、销毁或者抢夺病历资料。

第十条 患者有权复印或者复制其门诊病历、住院志、体温单、医嘱单、化验单（检验报告）、医学影像检查资料、特殊检查同意书、手术同意书、手术及麻醉记录单、病理资料、护理记录以及国务院卫生行政部门规定的其他病历资料。患者依照前款规定要求复印或者复制病历资料的，医疗机构应当提供复印或者复制服务并在复印或者复制的病历资料上加盖证明印记。复印或者复制病历资料时，应当有患者在场。医疗机构应患者的要求，为其复印或者复制病历资料，可以按照规定收取工本费。具体收费标准由省、自治区、直辖市人民政府价格主管部门会同同级卫生行政部门规定。

第十一条 在医疗活动中，医疗机构及其医务人员应当将患者的病情、医疗措施、医疗风险等如实告知患者，及时解答其咨询；但是，应当避免对患者产生不利后果。

第十二条 医疗机构应当制定防范、处理医疗事故的预案，预防医疗事故的发生，减轻医疗事故的损害。

第十三条 医务人员在医疗活动中发生或者发现医疗事故、可能引起医疗事故的医疗过失行为或者发生医疗事故争议的，应当立即向所在科室负责人报告，科室负责人应当及时向本医疗机构负责医疗服务质量监控的部门或者专（兼）职人员报告；负责医疗服务质量监控的部门或者专（兼）职人员接到报告后，应当立即进行调查、核实，将有关情况如实向本医疗机构的负责人报告，并向患者通报、解释。

第十四条 发生医疗事故的，医疗机构应当按照规定向所在地卫生行政部门报告。发生下列重大医疗过失行为的，医疗机构应当在 12 小时内向所在地卫生行政部门报告：

（一）导致患者死亡或者可能为二级以上的医疗事故；

（二）导致 3 人以上人身损害后果；

（三）国务院卫生行政部门和省、自治区、直辖市人民政府卫生行政部门规定的其他情形。

第十五条 发生或者发现医疗过失行为，医疗机构及其医务人员应当立即采取有效措施，避免或者减轻对患者身体健康的损害，防止损害扩大。

第十六条 发生医疗事故争议时，死亡病例讨论记录、疑难病例讨论记录、上级医师查房记录、会诊意见、病程记录应当在医患双方在场的情况下封存和启封。封存的病历资料可以是复印件，由医疗机构保管。

第十七条 疑似输液、输血、注射、药物等引起不良后果的，医患双方应当共同对现场实物进行封存和启封，封存的现场实物由医疗机构保管；需要检验的，应当由双方共同指定的、依法具有检验资格的检验机构进行检验；双方无法共同指定时，由卫生行政部门指定。 疑似输血引起不良后果，需要对血液进行封存保留的，医疗机构应当通知提供该血液的采供血机构派员到场。

第十八条 患者死亡，医患双方当事人不能确定死因或者对死因有异议的，应当在患者死亡后 48 小时内进行尸检；具备尸体冻存条件的，可以延长至 7 日。尸检应当经死者近亲属同意并签字。 尸检应当由按照国家有关规定取得相应资格的机构和病理解剖专业技术人员进行。承担尸检任务的机构和病理解剖专业技术人员有进行尸检的义务。 医疗事故争议双方当事人可以请法医病理学人员参加尸检，也可以委派代表观察尸检过程。拒绝或者拖延尸检，超过规定时间，影响对死因判定的，由拒绝或者拖延的一方承担责任。

第十九条 患者在医疗机构内死亡的，尸体应当立即移放太平间。死者尸体存放时间一般不得超过 2 周。逾期不处理的尸体，经医疗机构所在地卫生行政部门批准，并报经同级公安部门备案后，由医疗机构按照规定进行处理。

第三章 医疗事故的技术鉴定

第二十条 卫生行政部门接到医疗机构关于重大医疗过失行为的报告或者医疗事故争议当事人要求处理医疗事故争议的申请后，对需要进行医疗事故技术鉴定的，应当交由负责医疗事故技术鉴定工作的医学会组织鉴定；医患双方协商解决医疗事故争议，需要进行医疗事故技术鉴定的，由双方当事人共同委托负责医疗事故技术鉴定工作的医学会组织鉴定。

第二十二条 当事人对首次医疗事故技术鉴定结论不服的，可以自收到首次鉴定结论之日起 15 日内向医疗机构所在地卫生行政部门提出再次鉴定的申请。

第二十四条 医疗事故技术鉴定，由负责组织医疗事故技术鉴定工作的医学会组织专家鉴定组进行。

参加医疗事故技术鉴定的相关专业的专家，由医患双方在医学会主持下从专家库中随机抽取。在特殊情况下，医学会根据医疗事故技术鉴定工作的需要，可以组织医患双方在其他医学会建立的专家库中随机抽取相关专业的专家参加鉴定或者函件咨询。

符合本条例第二十三条规定条件的医疗卫生专业技术人员和法医有义务受聘进入专家库，并承担医疗事故技术鉴定工作。

第二十八条 负责组织医疗事故技术鉴定工作的医学会应当自受理医疗事故技术鉴定之日起 5 日内通知医疗事故争议双方当事人提交进行医疗事故技术鉴定所需的材料。 当事人应当自收到医学会的通知之日起 10 日内提交有关医疗事故技术鉴定的材料、书面陈述及答辩。医疗机构提交的有关医疗事故技术鉴定的材料应当包括下列内容：

（一）住院患者的病程记录、死亡病例讨论记录、疑难病例讨论记录、会诊意见、上级医师查房记录等病历资料原件；

（二）住院患者的住院志、体温单、医嘱单、化验单（检验报告）、医学影像检查资料、特殊检查同意书、手术同意书、手术及麻醉记录单、病理资料、护理记录等病历资料原件；

（三）抢救急危患者，在规定时间内补记的病历资料原件；

（四）封存保留的输液、注射用物品和血液、药物等实物，或者依法具有检验资格的检验机构对这些物品、实物作出的检验报告；

（五）与医疗事故技术鉴定有关的其他材料。在医疗机构建有病历档案的门诊、急诊患者，其病历资料由医疗机构提供；没有在医疗机构建立病历档案的，由患者提供。医患双方应当依照本条例的规定提交相关材料。医疗机构无正当理由未依照本条例的规定如实提供相关材料，导致医疗事故技术鉴定不能进行的，应当承担责任。

第二十九条 负责组织医疗事故技术鉴定工作的医学会应当自接到当事人提交的有关医疗事故技术鉴定的材料、书面陈述及答辩之日起 45 日内组织鉴定并出具医疗事故技术鉴定书。负责组织医疗事故技术鉴定工作的医学会可以向双方当事人调查取证。

第三十一条 专家鉴定组应当在事实清楚、证据确凿的基础上，综合分析患者的病情和个体差异，作出鉴定结论，并制作医疗事故技术鉴定书。鉴定结论以专家鉴定组成员的过半数通过。鉴定过程应当如实记载。

医疗事故技术鉴定书应当包括下列主要内容：

（一）双方当事人的基本情况及要求；

（二）当事人提交的材料和负责组织医疗事故技术鉴定工作的医学会的调查材料；

（三）对鉴定过程的说明；

（四）医疗行为是否违反医疗卫生管理法律、行政法规、部门规章和诊疗护理规范、常规；

（五）医疗过失行为与人身损害后果之间是否存在因果关系；

（六）医疗过失行为在医疗事故损害后果中的责任程度；

（七）医疗事故等级；

（八）对医疗事故患者的医疗护理医学建议。

第三十三条 有下列情形之一的，不属于医疗事故：

（一）在紧急情况下为抢救垂危患者生命而采取紧急医学措施造成不良后果的；

（二）在医疗活动中由于患者病情异常或者患者体质特殊而发生医疗意外的；

（三）在现有医学科学技术条件下，发生无法预料或者不能防范的不良后果的；

（四）无过错输血感染造成不良后果的；

（五）因患方原因延误诊疗导致不良后果的；

（六）因不可抗力造成不良后果的。

第四章　医疗事故的行政处理与监督

第三十五条　卫生行政部门应当依照本条例和有关法律、行政法规、部门规章的规定，对发生医疗事故的医疗机构和医务人员作出行政处理。

第三十七条　发生医疗事故争议，当事人申请卫生行政部门处理的，应当提出书面申请。申请书应当载明申请人的基本情况、有关事实、具体请求及理由等。当事人自知道或者应当知道其身体健康受到损害之日起 1 年内，可以向卫生行政部门提出医疗事故争议处理申请。

第三十八条　发生医疗事故争议，当事人申请卫生行政部门处理的，由医疗机构所在地的县级人民政府卫生行政部门受理。医疗机构所在地是直辖市的，由医疗机构所在地的区、县人民政府卫生行政部门受理。

有下列情形之一的，县级人民政府卫生行政部门应当自接到医疗机构的报告或者当事人提出医疗事故争议处理申请之日起 7 日内移送上一级人民政府卫生行政部门处理：

（一）患者死亡；

（二）可能为二级以上的医疗事故。

第四十三条　医疗事故争议由双方当事人自行协商解决的，医疗机构应当自协商解决之日起 7 日内向所在地卫生行政部门作出书面报告，并附具协议书。

第四十四条　医疗事故争议经人民法院调解或者判决解决的，医疗机构应当自收到生效的人民法院的调解书或者判决书之日起 7 日内向所在地卫生行政部门作出书面报告，并附具调解书或者判决书。

第五章　医疗事故的赔偿

第四十六条　发生医疗事故的赔偿等民事责任争议，医患双方可以协商解决；不愿意协商或者协商不成的，当事人可以向卫生行政部门提出调解申请，也可以直接向人民法院提起民事诉讼。

第四十七条　双方当事人协商解决医疗事故的赔偿等民事责任争议的，应当制作协议书。协议书应当载明双方当事人的基本情况和医疗事故的原因、双方当事人共同认定的医疗事故等级以及协商确定的赔偿数额等，并由双方当事人在协议书上签名。

第四十八条　已确定为医疗事故的，卫生行政部门应医疗事故争议双方当事人请求，可以进行医疗事故赔偿调解。调解时，应当遵循当事人双方自愿原则，并应当依据本条例的规定计算赔偿数额。经调解，双方当事人就赔偿数额达成协议的，制作调解书，双方当事人应当履行；调解不成或者经调解达成协议后一方反悔的，卫生行政部门不再调解。

第四十九条 医疗事故赔偿，应当考虑下列因素，确定具体赔偿数额：

（一）医疗事故等级；

（二）医疗过失行为在医疗事故损害后果中的责任程度；

（三）医疗事故损害后果与患者原有疾病状况之间的关系。

不属于医疗事故的，医疗机构不承担赔偿责任。

第五十条 医疗事故赔偿，按照下列项目和标准计算：

（一）医疗费：按照医疗事故对患者造成的人身损害进行治疗所发生的医疗费用计算，凭据支付，但不包括原发病医疗费用。结案后确实需要继续治疗的，按照基本医疗费用支付。

（二）误工费：患者有固定收入的，按照本人因误工减少的固定收入计算，对收入高于医疗事故发生地上一年度职工年平均工资3倍以上的，按照3倍计算；无固定收入的，按照医疗事故发生地上一年度职工年平均工资计算。

（三）住院伙食补助费：按照医疗事故发生地国家机关一般工作人员的出差伙食补助标准计算。

（四）陪护费：患者住院期间需要专人陪护的，按照医疗事故发生地上一年度职工年平均工资计算。

（五）残疾生活补助费：根据伤残等级，按照医疗事故发生地居民年平均生活费计算，自定残之月起最长赔偿30年；但是，60周岁以上的，不超过15年；70周岁以上的，不超过5年。

（六）残疾用具费：因残疾需要配置补偿功能器具的，凭医疗机构证明，按照普及型器具的费用计算。

（七）丧葬费：按照医疗事故发生地规定的丧葬费补助标准计算。

（八）被扶养人生活费：以死者生前或者残疾者丧失劳动能力前实际扶养且没有劳动能力的人为限，按照其户籍所在地或者居所地居民最低生活保障标准计算。对不满16周岁的，扶养到16周岁。对年满16周岁但无劳动能力的，扶养20年；但是，60周岁以上的，不超过15年；70周岁以上的，不超过5年。

（九）交通费：按照患者实际必需的交通费用计算，凭据支付。

（十）住宿费：按照医疗事故发生地国家机关一般工作人员的出差住宿补助标准计算，凭据支付。

（十一）精神损害抚慰金：按照医疗事故发生地居民年平均生活费计算。造成患者死亡的，赔偿年限最长不超过6年；造成患者残疾的，赔偿年限最长不超过3年。

第五十一条 参加医疗事故处理的患者近亲属所需交通费、误工费、住宿费，参照本条例第五十条的有关规定计算，计算费用的人数不超过2人。医疗事故造成患者死亡的，参加丧葬活动的患者的配偶和直系亲属所需交通费、误工费、住宿费，参照本条例第五十条的有关规定计算，计算费用的人数不超过 2 人。

第五十二条 医疗事故赔偿费用，实行一次性结算，由承担医疗事故责任的医疗机构支付。

第六章　医疗事故的罚则

第五十六条 医疗机构违反本条例的规定，有下列情形之一的，由卫生行政部门责令改正；情节严重的，对负有责任的主管人员和其他直接责任人员依法给予行政处分或者纪律处分：

（一）未如实告知患者病情、医疗措施和医疗风险的；

（二）没有正当理由，拒绝为患者提供复印或者复制病历资料服务的；

（三）未按照国务院卫生行政部门规定的要求书写和妥善保管病历资料的；

（四）未在规定时间内补记抢救工作病历内容的；

（五）未按照本条例的规定封存、保管和启封病历资料和实物的；

（六）未设置医疗服务质量监控部门或者配备专（兼）职人员的；

（七）未制定有关医疗事故防范和处理预案的；

（八）未在规定时间内向卫生行政部门报告重大医疗过失行为的；

（九）未按照本条例的规定向卫生行政部门报告医疗事故的；

（十）未按照规定进行尸检和保存、处理尸体的。

第五十九条 以医疗事故为由，寻衅滋事、抢夺病历资料，扰乱医疗机构正常医疗秩序和医疗事故技术鉴定工作，依照刑法关于扰乱社会秩序罪的规定，依法追究刑事责任；尚不够刑事处罚的，依法给予治安管理处罚。

第七章　附　则

第六十一条 非法行医，造成患者人身损害，不属于医疗事故，触犯刑律的，依法追究刑事责任；有关赔偿，由受害人直接向人民法院提起诉讼。

第六十二条 军队医疗机构的医疗事故处理办法，由中国人民解放军卫生主管部门会同国务院卫生行政部门依据本条例制定。

第六十三条 本条例自 2002 年 9 月 1 日起施行。1987 年 6 月 29 日国务院发布的《医疗事故处理办法》同时废止。本条例施行前已经处理结案的医疗事故争议，不再重新处理。

附 录 五

传染病防治法（节选）

第一章 总 则

第一条 为了预防、控制和消除传染病的发生与流行，保障人体健康和公共卫生，制定本法。

第二条 国家对传染病防治实行预防为主的方针，防治结合、分类管理、依靠科学、依靠群众。

第三条 本法规定的传染病分为甲类、乙类和丙类。

甲类传染病（2 种）是指：鼠疫、霍乱。

乙类传染病（26 种）是指：传染性非典型肺炎（严重急性呼吸综合征）、艾滋病、病毒性肝炎、脊髓灰质炎、人感染高致病性禽流感、甲型 H1N1 流感、麻疹、流行性出血热、狂犬病、流行性乙型脑炎、登革热、炭疽、细菌性和阿米巴性痢疾、肺结核、伤寒和副伤寒、流行性脑脊髓膜炎、百日咳、白喉、新生儿破伤风、猩红热、布鲁氏菌病、淋病、梅毒、钩端螺旋体病、血吸虫病、疟疾。

丙类传染病（11 种）是指：流行性感冒、流行性腮腺炎、风疹、急性出血性结膜炎、麻风病、流行性和地方性斑疹伤寒、黑热病、包虫病、丝虫病，除霍乱、细菌性和阿米巴性痢疾、伤寒和副伤寒以外的感染性腹泻病、手足口病。

国务院卫生行政部门根据传染病暴发、流行情况和危害程度，可以决定增加、减少或者调整乙类、丙类传染病病种并予以公布。

第四条 对乙类传染病中传染性非典型肺炎、炭疽中的肺炭疽和人感染高致病性禽流感，采取本法所称甲类传染病的预防、控制措施。其他乙类传染病和突发原因不明的传染病需要采取本法所称甲类传染病的预防、控制措施的，由国务院卫生行政部门及时报经国务院批准后予以公布、实施。需要解除依照前款规定采取的甲类传染病预防、控制措施的，由国务院卫生行政部门报经国务院批准后予以公布。

省、自治区、直辖市人民政府对本行政区域内常见、多发的其他地方性传染病，可以根据情况决定按照乙类或者丙类传染病管理并予以公布，报国务院卫生行政部门备案。

第五条 各级人民政府领导传染病防治工作。县级以上人民政府制定传染病防治规划并组织实施，建立健全传染病防治的疾病预防控制、医疗救治和监督管理体系。

第六条 国务院卫生行政部门主管全国传染病防治及其监督管理工作。县级以上地方人民政府卫生行政部门负责本行政区域内的传染病防治及其监督管理工作。县级以上人民政府其他部门在各自的职责范围内负责传染病防治工作。军队的传染病防治工作，依照本法和国家有关规定办理，由中国人民解放军卫生主管部门实施监督管理。

第七条 各级疾病预防控制机构承担传染病监测、预测、流行病学调查、疫情报告以及其他预防、控制工作。医疗机构承担与医疗救治有关的传染病防治工作和责任区域内的传染病预防工作。城市社区和农村基层医疗机构在疾病预防控制机构的指导下，承担城市社区、农村基层相应的传染病防治工作。

第八条 国家发展现代医学和中医药等传统医学，支持和鼓励开展传染病防治的科学研究，提高传染病防治的科学技术水平。国家支持和鼓励开展传染病防治的国际合作。

第九条 国家支持和鼓励单位和个人参与传染病防治工作。各级人民政府应当完善有关制度，方便单位和个人参与防治传染病的宣传教育、疫情报告、志愿服务和捐赠活动。居民委员会、村民委员会应当组织居民、村民参与社区、农村的传染病预防与控制活动。

第十条 国家开展预防传染病的健康教育。新闻媒体应当无偿开展传染病防治和公共卫生教育的公益宣传。各级各类学校应当对学生进行健康知识和传染病预防知识的教育。医学院校应当加强预防医学教育和科学研究，对在校学生以及其他与传染病防治相关人员进行预防医学教育和培训，为传染病防治工作提供技术支持。疾病预防控制机构、医疗机构应当定期对其工作人员进行传染病防治知识、技能的培训。

第十一条 对在传染病防治工作中做出显著成绩和贡献的单位和个人，给予表彰和奖励。对因参与传染病防治工作致病、致残、死亡的人员，按照有关规定给予补助、抚恤。

第十二条 在中华人民共和国领域内的一切单位和个人，必须接受疾病预防控制机构、医疗机构有关传染病的调查、检验、采集样本、隔离治疗等预防、控制措施，如实提供有关情况。疾病预防控制机构、医疗机构不得泄露涉及个人隐私的有关信息、资料。卫生行政部门以及其他有关部门、疾病预防控制机构和医疗机构因违法实施行政管理或者预防、控制措施，侵犯单位和个人合法权益的，有关单位和个人可以依法申请行政复议或者提起诉讼。

第二章　传染病预防

第十三条 春季常见传染病预防知识 各级人民政府组织开展群众性卫生活动，进行预防传染病的健康教育，倡导文明健康的生活方式，提高公众对传染病的防治意识和应对能力，加强环境卫生建设，消除鼠害和蚊、蝇等病媒生物的危害。各级人民政府农业、水利、林业行政部门按照职责分工负责指导和组织消除农田、湖区、河流、牧场、林区的鼠害与血吸虫危害，以及其他传播传染病的动物和病媒生物的危害。铁路、交通、民用航空行政部门负责组织消除交通工具以及相关场所的鼠害和蚊、蝇等病媒生物的危害。

第十四条 地方各级人民政府应当有计划地建设和改造公共卫生设施，改善饮用水卫生条件，对污水、污物、粪便进行无害化处置。

第十五条 国家实行有计划的预防接种制度。国务院卫生行政部门和省、自治区、直辖市人民政府卫生行政部门，根据传染病预防、控制的需要，制定传染病预防接种规划并组织实施。用于预防接种的疫苗必须符合国家质量标准。国家对儿童实行预防接种证制度。国家免疫规划项目的预防接种实行免费。医疗机构、疾病预防控制机构与儿童的监护人应当相互配合，保证儿童及时接受预防接种。具体办法由国务院制定。

第十六条 国家和社会应当关心、帮助传染病病人、病原携带者和疑似传染病病人，使其得到及时救治。任何单位和个人不得歧视传染病病人、病原携带者和疑似传染病病人。传染病病人、病原携带者和疑似传染病病人，在治愈前或者在排除传染病嫌疑前，不得从事法律、行政法规和国务院卫生行政部门规定禁止从事的易使该传染病扩散的工作。

第十八条 各级疾病预防控制机构在传染病预防控制中履行下列职责：

（一）实施传染病预防控制规划、计划和方案；

（二）收集、分析和报告传染病监测信息，预测传染病的发生、流行趋势；

（三）开展对传染病疫情和突发公共卫生事件的流行病学调查、现场处理及其效果评价；

（四）开展传染病实验室检测、诊断、病原学鉴定；

（五）实施免疫规划，负责预防性生物制品的使用管理；

（六）开展健康教育、咨询，普及传染病防治知识；

（七）指导、培训下级疾病预防控制机构及其工作人员开展传染病监测工作；

（八）开展传染病防治应用性研究和卫生评价，提供技术咨询。

（九）对医疗机构内传染病预防工作进行指导、考核，开展流行病学调查。国家、省级疾病预防控制机构负责对传染病发生、流行以及分布进行监测，对重大传染病流行趋势进行预测，提出预防控制对策，参与并指导对暴发的疫情进行调查处理，开展传染病病原学鉴定，建立检测质量控制体系，开展应用性研究和卫生评价。设区的市和县级疾病预防控制机构负责传染病预防控制规划、方案的落实，组织实施免疫、消毒、控制病媒生物的危害，普及传染病防治知识，负责本地区疫情和突发公共卫生事件监测、报告，开展流行病学调查和常见病原微生物检测。

第十九条　国家建立传染病预警制度。国务院卫生行政部门和省、自治区、直辖市人民政府根据传染病发生、流行趋势的预测，及时发出传染病预警，根据情况予以公布。

第二十三条　采供血机构、生物制品生产单位必须严格执行国家有关规定，保证血液、血液制品的质量。禁止非法采集血液或者组织他人出卖血液。疾病预防控制机构、医疗机构使用血液和血液制品，必须遵守国家有关规定，防止因输入血液、使用血液制品引起经血液传播疾病的发生。

第二十四条　各级人民政府应当加强艾滋病的防治工作，采取预防、控制措施，防止艾滋病的传播。具体办法由国务院制定。

第三章　疫情报告、通报和公布

第三十条　疾病预防控制机构、医疗机构和采供血机构及其执行职务的人员发现本法规定的传染病疫情或者发现其他传染病暴发、流行以及突发原因不明的传染病时，应当遵循疫情报告属地管理原则，按照国务院规定的或者国务院卫生行政部门规定的内容、程序、方式和时限报告。军队医疗机构向社会公众提供医疗服务，发现前款规定的传染病疫情时，应当按照国务院卫生行政部门的规定报告。

第三十一条　任何单位和个人发现传染病病人或者疑似传染病病人时，应当及时向附近的疾病预防控制机构或者医疗机构报告。

第三十二条　港口、机场、铁路疾病预防控制机构以及国境卫生检疫机关发现甲类传染病病人、病原携带者、疑似传染病病人时，应当按照国家有关规定立即向国境口岸所在地的疾病预防控制机构或者所在地县级以上地方人民政府卫生行政部门报告并互相通报。

第三十七条　依照本法的规定负有传染病疫情报告职责的人民政府有关部门、疾病预防控制机构、医疗机构、采供血机构及其工作人员，不得隐瞒、谎报、缓报传染病疫情。

第三十八条　国家建立传染病疫情信息公布制度。国务院卫生行政部门定期公布全国传染病疫情信息。省、自治区、直辖市人民政府卫生行政部门定期公布本行政区域的传染病疫情信息。传染病暴发、流行时，国务院卫生行政部门负责向社会公布传染病疫情信息，并可以授权省、自治区、直辖市人民政府卫生行政部门向社会公布本行政区域的传染病疫情信息。公布传染病疫情信息应当及时、准确。

第四章　疫情控制

第三十九条　医疗机构发现甲类传染病时，应当及时采取下列措施：

（一）对病人、病原携带者，予以隔离治疗，隔离期限根据医学检查结果确定；

（二）对疑似病人，确诊前在指定场所单独隔离治疗；

（三）对医疗机构内的病人、病原携带者、疑似病人的密切接触者，在指定场所进行医学观察和采取其他必要的预防措施。拒绝隔离治疗或者隔离期未满擅自脱离隔离治疗的，可以由公安机关协助医疗机构采取强制隔离治疗措施。医疗机构发现乙类或者丙类传染病病人，应当根据病情采取必要的治疗和控制传播措施。医疗机构对本单位内被传染病病原体污染的场所、物品以及医疗废物，必须依照法律、法规的规定实施消毒和无害化处置。

第五章　法律责任

第六十五条　地方各级人民政府未依照本法的规定履行报告职责，或者隐瞒、谎报、缓报传染病疫情，或者在传染病暴发、流行时，未及时组织救治、采取控制措施的，由上级人民政府责令改正，通报批评；造成传染病传播、流行或者其他严重后果的，对负有责任的主管人员，依法给予行政处分；构成犯罪的，依法追究刑事责任。

第六十九条　医疗机构违反本法规定，有下列情形之一的，由县级以上人民政府卫生行政部门责令改正，通报批评，给予警告；造成传染病传播、流行或者其他严重后果的，对负有责任的主管人员和其他直接责任人员，依法给予降级、撤职、开除的处分，并可以依法吊销有关责任人员的执业证书；构成犯罪的，依法追究刑事责任：

（一）未按照规定承担本单位的传染病预防、控制工作、医院感染控制任务和责任区域内的传染病预防工作的；

（二）未按照规定报告传染病疫情，或者隐瞒、谎报、缓报传染病疫情的；

（三）发现传染病疫情时，未按照规定对传染病病人、疑似传染病病人提供医疗救护、现场救援、接诊、转诊的，或者拒绝接受转诊的；

（四）未按照规定对本单位内被传染病病原体污染的场所、物品以及医疗废物实施消毒或者无害化处置的；

（五）未按照规定对医疗器械进行消毒，或者对按照规定一次使用的医疗器具未予销毁，再次使用的；

·（六）在医疗救治过程中未按照规定保管医学记录资料的；

（七）故意泄露传染病病人、病原携带者、疑似传染病病人、密切接触者涉及个人隐私的有关信息、资料的。

第七十条　采供血机构未按照规定报告传染病疫情，或者隐瞒、谎报、缓报传染病疫情，或者未执行国家有关规定，导致因输入血液引起经血液传播疾病发生的，由县级以上人民政府卫生行政部门责令改正，通报批评，给予警告；造成传染病传播、流行或者其他严重后果的，对负有责任的主管人员和其他直接责任人员，依法给予降级、撤职、开除的处分，并可以依法吊销采供血机构的执业许可证；构成犯罪的，依法追究刑事责任。非法采集血液或者组织他人出卖血液的，由县级以上人民政府卫生行政部门予以取缔，没收违法所得，可以并处十万元以下的罚款；构成犯罪的，依法追究刑事责任。

第六章　附　则

第七十八条　本法中下列用语的含义：

（一）传染病病人、疑似传染病病人：指根据国务院卫生行政部门发布的《中华人民共和国传染病防治法规定管理的传染病诊断标准》，符合传染病病人和疑似传染病病人诊断标准的人。

（二）病原携带者：指感染病原体无临床症状但能排出病原体的人。

（三）流行病学调查：指对人群中疾病或者健康状况的分布及其决定因素进行调查研究，提出疾病预防控制措施及保健对策。

（四）疫点：指病原体从传染源向周围播散的范围较小或者单个疫源地。

（五）疫区：指传染病在人群中暴发、流行，其病原体向周围播散时所能波及的地区。

（六）人畜共患传染病：指人与脊椎动物共同罹患的传染病，如鼠疫、狂犬病、血吸虫病等。

（七）自然疫源地：指某些可引起人类传染病的病原体在自然界的野生动物中长期存在和循环的地区。

（八）病媒生物：指能够将病原体从人或者其他动物传播给人的生物，如蚊、蝇、蚤类等。

（九）医源性感染：指在医学服务中，因病原体传播引起的感染。

（十）医院感染：指住院病人在医院内获得的感染，包括在住院期间发生的感染和在医院内获得出院后发生的感染，但不包括入院前已开始或者入院时已处于潜伏期的感染。医院工作人员在医院内获得的感染也属医院感染。

（十一）实验室感染：指从事实验室工作时，因接触病原体所致的感染。

（十二）菌种、毒种：指可能引起本法规定的传染病发生的细菌菌种、病毒毒种。

（十三）消毒：指用化学、物理、生物的方法杀灭或者消除环境中的病原微生物。

（十四）疾病预防控制机构：指从事疾病预防控制活动的疾病预防控制中心以及与上述机构业务活动相同的单位。

（十五）医疗机构：指按照《医疗机构管理条例》取得医疗机构执业许可证，从事疾病诊断、治疗活动的机构。

第八十条　本法自 2013 年 6 月 29 日起施行。

主要参考书目

[1] 李小妹. 护理学导论. 3版. 北京：人民卫生出版社，2013.

[2] 段艮芳. 护理学导论. 北京：中国医药科技出版社，2013.

[3] 李如竹. 护理学基础. 北京：人民卫生出版社，2011.

[4] 陈向娟，曾晓英. 护理学导论. 2版. 北京：人民卫生出版社，2014.

[5] 李晓松. 护理学导论. 北京：人民卫生出版社，2015.

[6] 王新田. 实用循证护理学. 北京：科学出版社，2014.

[7] 姜安丽. 护理学导论. 上海：复旦大学出版社，2015.

[8] 李丽娟，邢爱红. 护理学导论. 北京：高等教育出版社，2015.

[9] 刘建平. 循证护理学方法与实践. 北京：科学出版社，2007.

[10] 戴肖松，高占玲. 护理学导论. 2版. 北京：中国医药科技出版社，2012.

[11] 陈明瑶，袁丽容. 护理学导论. 北京：科学出版社，2010.

[12] 姜小鹰. 护理伦理学. 北京：人民卫生出版社，2012.

[13] 唐凤平. 护士人文修养与沟通. 郑州：河南科学技术出版社，2013.

[14] 王晓宏. 护理伦理学. 2版. 北京：人民军医出版社，2015.

[15] 王卫红. 护理伦理学. 长沙：中南大学出版社，2011.

[16] 陈丽. 护理学导论. 北京：中国协和医科大学出版社，2012.

[17] 潘杰，赵国琴. 护理学导论. 西安：第四军医大学出版社，2012.

[18] 吕广梅，张萍萍. 护理学导论. 南京：江苏凤凰科学技术出版社，2014.

[19] 张金华，郑卫琼. 护理学导论. 北京：军事医学科学出版社，2013.

[20] 张连辉. 护理学导论. 南京：江苏凤凰科学技术出版社，2014.

[21] 熊蕊. 护理学导论. 北京：人民卫生出版社，2014.